Daniel, Daniel, Daniel

Daniel.
Daniel.
Daniel

Daniel, Daniel, Daniel

WESLEY KING

TRADUÇÃO DE

THALES FONSECA

ROCCO
JOVENS LEITORES

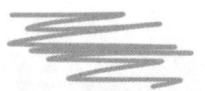

Título original
OCDaniel

Este livro é uma obra de ficção. Qualquer referência a fatos históricos, pessoas reais, vivas ou não, ou lugares, foi usada de forma fictícia. Outros nomes, personagens, locais e acontecimentos são produtos da imaginação do autor, e qualquer semelhança com acontecimentos reais ou lugares ou pessoas, vivas ou não, é mera coincidência.

Copyright © 2016 *by* Wesley King

Copyright da edição brasileira © 2019 *by* Editora Rocco Ltda.

Edição brasileira publicada mediante acordo com a Simon & Schuster for Young Readers, um selo da Simon & Schuster Children's Publishing Division.

Todos os direitos reservados. Nenhuma parte desta obra pode ser reproduzida ou transmitida por qualquer forma ou meio eletrônico ou mecânico, inclusive fotocópia, gravação ou sistema de armazenagem e recuperação de informação, sem a permissão escrita do editor.

Direitos para a língua portuguesa reservados
com exclusividade para o Brasil à
EDITORA ROCCO LTDA.
Av. Presidente Wilson, 231 – 8º andar
20030-021 – Rio de Janeiro – RJ
Tel.: (21) 3525-2000 – Fax: (21) 3525-2001
rocco@rocco.com.br | www.rocco.com.br

Printed in Brazil/Impresso no Brasil

Preparação de originais: VANESSA RAPOSO

CIP-Brasil. Catalogação na fonte.
Sindicato Nacional dos Editores de Livros, RJ.

K64d	King, Wesley
	Daniel, Daniel, Daniel / Wesley King; tradução de Thales Fonseca. – 1ª ed. – Rio de Janeiro: Rocco Jovens Leitores, 2019.
	Tradução de: OCDaniel
	ISBN 978-85-7980-452-6
	ISBN 978-85-7980-453-3 (e-book)
	1. Ficção americana. 2. Transtorno obsessivo-compulsivo. I. Fonseca, Thales. II. Título.
19-56783	CDD-813 CDU-82-3(73)

Vanessa Mafra Xavier Salgado – Bibliotecária – CRB-7/6644

O texto deste livro obedece às normas do
Acordo Ortográfico da Língua Portuguesa.

*Aos que sofrem de TOC,
a esperança raramente é encontrada quando se está só*

CAPÍTULO 1

A primeira vez que percebi que eu era louco foi em uma terça-feira. Quer dizer, eu já suspeitava antes, obviamente, mas tinha esperança de que fosse só uma fase, como quando, aos três anos, eu queria ser um caminhão de bombeiros. Mas, naquele fatídico dia de outubro, ela disse olá após ouvirmos o último sinal – e se tornou oficial: eu era completamente pirado.

Terça-feira geralmente é meu dia preferido da semana. É um dia esquisito de se gostar, mas para mim, um garoto de treze anos desengonçado, excêntrico e socialmente estranho, com apenas um amigo de verdade, o dia traz algumas grandes vantagens.

Para início de conversa, nós não temos treino de futebol americano. A maior parte dos adolescentes provavelmente gosta do treino, mas quando se é o *kicker* reserva, com zero chance de ser escalado para chutar a bola, quase tudo o que se faz é ficar sentado lá observando os garotos maiores e mais fortes dando encontrões e provocando traumatismos cranianos uns nos outros. Eu sei que isso ainda está sendo estudado e tal, mas só de falar com o Dale Howard por alguns minutos já dá para colocar faixas amarelas de atenção nos capacetes.

Às vezes levo Gatorade para a equipe. Na verdade, eu organizo os copos minuciosamente em padrões geométricos perfeitos para facilitar na hora de beberem e reduzir a chance de derramarem. Mas essa é a única parte divertida. Normalmente, fico sentado no banco sozinho, pensando em como seria se alienígenas atacassem o campo e começassem a botar ovos radioativos na *end zone*, a área em que se marca o *touchdown*. Ou se monstros carnívoros que apenas se alimentam de jogadores de futebol emergissem da terra e perseguissem o treinador Clemons. Ou se fôssemos atacados por um supervilão do mal chamado Klarg, que solta fogo pelos olhos e é estranhamente vulnerável a Gatorade de laranja, que, é claro, eu tinha de sobra. Você entendeu.

O resultado é sempre o mesmo: eu salvo o mundo e nunca mais preciso ir ao treino.

Você deve estar se perguntando por que eu vou ao treino, afinal. O problema é que meu pai, meu irmão mais velho Steve e meu melhor amigo Max amam futebol americano e talvez nunca mais falem comigo se eu desistir. Sinto que já estou abusando da sorte com o Max, então simplesmente continuo a jogar. Ou a ficar sentado no banco, seja como for.

Também faço outras coisas no treino, mas essas são mais difíceis de explicar. Coisas tipo contar os jogadores e amarrar meus cadarços o tempo todo e reorganizar os copos depois que bagunçam tudo. Acho que essas atividades são respostas meio que padrão ao tédio, pelo menos para mim. Eu faço muitas coisas desse tipo. Não sei bem por quê. Passo a maior parte do tempo escondendo isso das pessoas, então não posso bem dizer o que é padrão.

Aliás, eu me chamo Daniel Leigh. Fala-se "li", não "lei". As pessoas pronunciam errado às vezes. Já disse que tenho treze anos e sou socialmente estranho, o que é verdade. Sinceramente, não sei o que falar além disso. Dizem que sou inteligente, e eu estudei no programa para crianças superdotadas quando era mais novo, até acabarem com ele por ser meio confuso dizer a outras crianças que alguns estudantes eram superdotados e elas não. Acho também que eles perceberam que, se continuassem com o programa, nós "crianças superdotadas" viveríamos separadas das demais nossa vida inteira, mas isso aconteceu de qualquer maneira, então grande coisa.

Eu nem sei o que significa ser "superdotado". Tenho facilidade para lembrar as coisas e leio romances toda noite, mas isso não quer dizer que eu seja mais inteligente que Tom Dernt, que prefere jogar futebol americano e agora é superpopular. Os professores dizem que tenho um vocabulário muito extenso e que minha escrita é muito avançada para minha idade, mas meu irmão falou que eu devia parar de usar palavras sofisticadas ou nunca arranjaria uma namorada. Ele tem namorada, então eu não tenho escolha além de acatar seu conselho. Quer dizer, *seguir* seu conselho.

Também gosto de escrever. Inclusive, estou escrevendo um livro agora mesmo, embora não conte isso para ninguém, nem para meus pais. Não queria compartilhá-lo, o que provavelmente será um problema se um dia eu tiver vontade de publicá-lo. O título é *O último garoto da Terra*. É uma aventura sobre um menino chamado Daniel.

Enigmático, eu sei. Já escrevi a primeira página cinquenta e duas vezes, e ainda não estou satisfeito com ela.

Ah, eu também vivo me distraindo e saindo pela tangente. O que significa que falo demais sobre coisas com as quais você provavelmente não se importa. Como isso pode ser inteligente? Vamos voltar às terças-feiras.

Geografia é a última aula do dia. É uma das minhas matérias favoritas e raramente termina com dever de casa, pois o há muito atormentado sr. Keats costuma simplesmente desistir da turma e inventa um trabalhinho do dia para poder ficar sentado à sua mesa lendo o jornal. Também não temos matemática às terças-feiras. Mais um bônus, pois sou péssimo em matemática. Portanto, nada de futebol, nada de dever de casa e, para deixar tudo ainda melhor, o Max costuma ir lá em casa jogar videogame, já que sua mãe volta do trabalho tarde nesse dia. Como eu disse, terças-feiras são demais. Bem... quase sempre. Esta terça-feira não foi tão legal.

Como de costume, eu estava sentado ao lado do Max, que não parava de tagarelar sobre nossa partida de futebol americano iminente contra os Whitby Wildcats, no sábado de manhã. Ele também pertence ao time, só que de fato joga. Max atua na posição de *tight end*, muito mais importante que o *kicker* reserva; embora, sejamos honestos, todas as outras posições também sejam. Claro, Max tende a esquecer que eu nem sequer gosto desse esporte e fala a respeito vinte vezes por dia, mas tudo bem. Somos melhores amigos desde o jardim de infância, e ele não me deixou de lado quando ficou popular no quinto ano, bem diferente de mim. Na verdade, ser amigo dele até me mantém relativamente próximo do pessoal popular, o que eu nunca seria não fosse isso. Eu sou aquele cara que a galera maneira conhece, mas com quem nunca conversa diretamente. É melhor do que ser o cara que eles trancam dentro do armário de metal, quem eu certamente seria, não fosse por Max.

De qualquer maneira, naquele dia fatídico estávamos sentados na aula de geografia, ele falando sobre futebol americano e eu olhando para Raya. Raya é uma garota com quem a gente anda. Quer dizer, com quem Max anda. Eu ando com o Max, que anda com a

Raya. Ela é maneira, muito madura e bonita demais para voltar seus olhos para o *kicker* reserva dos Erie Hills Elephants. Eu sei, não é um nome muito bom. A gente faz todo um negócio de imitar uma tromba antes das partidas. Deixa pra lá.

Voltando à Raya. Ela usa roupas que nem fazem sentido: cardigãs e xales e coisas coloridas que normalmente não são consideradas legais. Acho. Eu visto camisetas e casacos com capuz que minha mãe compra no Walmart, então não sou exatamente especialista em moda, apesar de ler um monte de artigos na internet, caso Raya um dia me pergunte sobre isso. Por exemplo, sei que homens devem vestir camisa social justa e calça com pregas se quiserem parecer bem-sucedidos e atraentes para as mulheres. Cheguei a considerar isso, mas meu irmão disse que iria me bater com suas próprias mãos se eu fosse à escola de calça cáqui com pregas, então continuei indo de casaco. Também sei que alguns estilistas parisienses ainda usam marfim, o que me deixa aborrecido, porque significa que eles estão matando elefantes para fazer um colar que poderia muito bem ser confeccionado com plástico. Eu gosto de elefantes. Eles são inteligentes, compassivos e supostamente se lembram de tudo, embora eu não tenha como confirmar isso. Vou tentar manter o foco.

O cabelo da Raya é bem curto, sempre superestiloso e normalmente pintado de vermelho ou algo assim. Mas eu realmente não ligo para nada disso. Tudo bem... seus olhos são muito bonitos; parecem chocolate quente com marshmallow ao redor da caneca, que é uma das minhas bebidas favoritas. E ela tem um lindo sorriso levemente torto para a direita que revela um daqueles dentes caninos pontiagudos. Eles não passam de lembretes evolucionários de nossos ancestrais comedores de carnes e músculos crus cheios de nervos, mas em Raya os caninos pontiagudos são perfeitos.

Ela também é inteligente, divertida e tem uma covinha na bochecha direita que é realçada quando ri. Há quanto tempo estou olhando fixamente para ela?

— Você está sendo esquisito — afirmou Max, cutucando meu braço.

— Que foi?

Ele suspirou.

— Exatamente, Cadete Espacial.

A propósito, Max me chama de Cadete Espacial. Eu faço um negócio com os olhos em que eles ficam fitando o nada e eu encaro as coisas e nem percebo que estou fazendo isso.

— Ela tem seus defeitos, sabe — disse Max.

Minha paixão por Raya Singh era bastante conhecida.

— Não tem, não — respondi, na defensiva.

— Tem, sim — insistiu Max. — E, mais importante, ela não gosta de você.

— Como você sabe disso?

— Um palpite.

Voltei o olhar para Raya novamente e desabei sobre a mesa, derrotado:

— Você provavelmente tem razão.

Max se inclinou na minha direção com um tom conspiratório:

— Mas você nunca vai ter certeza se não perguntar.

Quase ri. A turma toda estava sussurrando uns para os outros, de qualquer maneira, mas uma risada talvez tivesse chamado muita atenção. O sr. Keats escrevia umas coisas no quadro branco e nós deveríamos estar fazendo anotações. Acho que algumas pessoas estavam, e eu também meio que queria, mas Max sempre me dizia que não anotar nada era muito mais legal. É menos legal nas provas, no entanto, sempre reparei.

Max nem sempre me dava os melhores conselhos. Ele era como uma versão mais legal de mim. Esguio, musculoso, com cabelo escuro bem curto e olhos azuis penetrantes. As garotas gostavam dele, embora ele parecesse um pouco desconfiado delas, algo que provavelmente pegou de mim. Eu tinha total pavor de garotas. Especialmente de Raya.

— O que devo perguntar a ela? "Raya, você gosta de mim?"

Max deu de ombros.

— Acho que é por aí.

Olhei incrédulo para ele e disse:

— Eu estava sendo sarcástico.

— Ah. Então, eu simplesmente tentaria. O que você tem a perder?

— Minha dignidade, meu orgulho e meu autorrespeito. — Fiz uma pausa. — Já entendi aonde você quer chegar.

Soltei um suspiro e voltei meu olhar para o quadro branco, onde o sr. Keats havia finalmente parado de escrever e agora estava observando a turma com desaprovação. Se eu tivesse que descrevê-lo em termos de moda, seriam camisas de botão listradas abotoadas até o topo e calças cáquis com pregas. Ah... meu irmão tinha razão.

Na parte de baixo do quadro estava escrito:

Prova de geografia: NESTA sexta-feira, 19 de outubro.
ESTUDEM, POR FAVOR.

De cara feia, peguei minha caneta e anotei a data. Ou pelo menos comecei a anotar.

Assim que comecei a escrever "19", minha caneta parou subitamente na página, no meio do "1". Então, me dei conta. Chamo isso de Choques. Eles têm efeitos diferentes às vezes, mas há um processo claro que ocorre da seguinte maneira:

1. Pensamento ruim.
2. Sentimento ou sensação terrível, como se você estivesse sendo atacado por um Dementador.
3. Percepção de que você talvez morra, enlouqueça ou nunca mais seja feliz se não fizer algo rapidamente.

Dessa vez foi:

1. *Tem algo de ruim sobre esse número.*
2. O pescoço e a coluna formigando, o estômago vira um pretzel bavariano queimado e cai até os sapatos. *Você nunca mais será feliz pelo resto da sua vida e pensará nisso para sempre.*
3. Pare de escrever o número.

Não sei se isso faz sentido. É como contar a alguém sobre um pesadelo. A pessoa escuta e diz "Ah, que horrível", mas não entende de verdade e não se importa muito, de qualquer jeito, por não ter sido real. E acho que é isso que diriam para mim, exceto que é real. É tão real quanto qualquer coisa. Pense no momento em que você se sentiu pior na sua vida inteira — como quando pegou uma gripe terrível, ou seu cachorro morreu, ou você acabou de ser cortado de uma equipe para a qual queria muito entrar — e imagine que isso acontece quando você dá nove passos em direção ao banheiro em vez de dez. Os Choques são meio assim.

Isso não era nenhuma novidade. Os Choques aconteciam tipo dez vezes por dia ou até mais em alguns dias. Eu não fazia ideia do motivo, exceto pela explicação lógica de que eu era louco. Mas eu não me sentia maluco, e honestamente duvidava que escrever 19 em certa linha do meu caderno fosse resultar no fim do mundo. Mesmo assim, não conseguia escapar da sensação. Apaguei o número rapidamente.

— Por que você fez isso? — perguntou Max, olhando curioso para mim.

Segurei um palavrão. Eu era extremamente cuidadoso para esconder os Choques, mas me distraí por um instante e me esqueci de checar se Max me olhava. Minhas bochechas ficaram vermelhas.

— Estava muito bagunçado — respondi casualmente, evitando seu olhar. — Achei que pudesse perder a data.

Max bufou e voltou a rabiscar.

— Como se você fosse perder uma prova.

O restante da aula fluiu normalmente, e eu lancei mais alguns olhares a Raya.

Logo antes do dia terminar, os anúncios crepitaram com estática nos alto-falantes. A turma inteira deu um salto. A maioria cochilava ou conversava baixinho, pois tínhamos recebido um tempo para terminar nosso trabalho do dia. Eu já havia completado o meu (que Max copiara), falávamos então sobre futebol americano. Quer dizer, Max falava. Eu só escutava e pensava na minha felicidade por não termos treino naquela noite. Max contava uma história sobre um novo trajeto que ele tinha de correr quando a voz rouca do diretor o interrompeu:

— Atenção, turmas. Tenho um breve anúncio para os estudantes do ensino fundamental antes do fim do dia.

O diretor Frost não era um cara lá muito alegre. Ele parecia um troll das cavernas, o que combinava com sua personalidade: severo e temperamental. Às vezes eu me perguntava se ele chegava a voltar para casa depois da escola ou se morava em seu escritório, cercado por pilhas de ossos de alunos que receberam detenções demais.

A voz do diretor parecia ainda menos animada que o normal.

— Como vocês devem se lembrar, nosso primeiro baile anual do Conselho dos Pais para arrecadação de fundos será daqui a duas semanas — disse ele, como se a ideia de um baile lhe desse náuseas. — O Conselho me pediu para lembrar a vocês de comprarem seus ingressos agora, antes que esgotem. Todos os seus professores têm ingressos à venda. Além disso, barulho nos corredores ao fim do dia não será tolerado. Eu estarei andando por aí hoje à tarde distribuindo detenções. É isso. Ah, e limpem seus sapatos nos capachos!

E, assim, o anúncio terminou. A turma instantaneamente despertou, com algumas das garotas parecendo animadas e alguns dos caras fazendo piada ou resmungando. O diretor já havia anunciado o baile no início do ano, mas acho que todo mundo tinha se esquecido. Agora minha mente estava a mil por hora. Meus olhos dispararam na direção de Raya, que, é claro, parecia totalmente indiferente à notícia e conversava distraída com suas amigas. Seria essa a minha chance? Será que alguém realmente iria com um par? Olhei em volta. A quantidade de sussurros era evidente.

— Isso parece um saco — disse Max.

— Concordo — respondi, me ajeitando um pouco e olhando para ele. — Mas você vai?

Max fez uma pausa.

— Provavelmente.

O sr. Keats estava sentado à mesa balançando a cabeça, obviamente se dando conta de que o trabalho que passou para a turma tinha sido esquecido havia muito tempo. O sinal tocou e ele simplesmente acenou com a mão.

— Podem ir. Entreguem amanhã.

Max e eu guardamos nossas coisas rapidamente e corremos para fora da sala. As conversas ao nosso redor ainda estavam totalmente voltadas para o baile. Taj, um dos amigos de Max do futebol americano, se juntou a nós, batendo no ombro dele e me ignorando por completo. Ele fazia isso com frequência, provavelmente porque era trinta centímetros mais alto e literalmente não conseguia me ver.

— Vai chamar alguém para o baile? — perguntou Taj, com um amplo sorriso.

Max deu uma risada.

— Duvido.

— Ninguém vai fazer isso, certo? — falei, entrando na conversa.

— Por que não? — disse Taj. Ele era grande e forte, e jogava de *linebacker*. — Eu com certeza vou. Não quero ficar sentado com vocês patetas enquanto o resto dos garotos estiver por aí com as moças.

— Moças? — perguntei, sentindo meu estômago revirar.

— Modo de dizer — respondeu Taj, seco. — Maxy, você tem que convidar alguém. Que tal a Clara?

— Ela é muito dramática — afirmou Max.

— E bem gata — disse Taj, piscando um olho.

Max e Taj caíram na risada enquanto eu seguia os passos deles. Quer dizer que os rapazes *iam* convidar garotas para o baile. Garotas. Como a Raya. O que significava, teoricamente, que eu poderia convidá-la para ir comigo. Só pensar nisso já me causava ânsia de vômito. Quem eu queria enganar?

O baile me deixou tão preocupado que demorei a perceber que estava pisando na divisória dos ladrilhos. Não havia motivo para andar descuidado. Ajustei minha passada em três quartos rapidamente, de modo que meus tênis se encaixassem perfeitamente na cerâmica branca e sem graça. Eu era mestre em ajustar minha caminhada sem ninguém perceber.

Adiante, uma monitora, a srta. Lecky, vinha andando lentamente pelo corredor, seguida por Sara Malvern. Sara era... diferente. Ela estudava no nosso colégio desde a pré-escola, mas quase sempre tinha aulas separadas de todo mundo. Durante todo esse tempo, ela nunca falara nada. Oito anos e nem sequer uma palavra.

Ainda me lembro do primeiro dia em que ela foi a uma aula comum. Foi no quinto ano. Quando eu entrei na sala, ela estava sentada num canto junto com uma monitora. Seus olhos estavam fixos no quadro e ela não percebeu as pessoas chegando.

— Todo mundo diga *oi* para a Sara — pediu minha professora, sra. Roberts, para a turma.

Nós dissemos, mas Sara nem ao menos sorriu.

— Obrigada — agradeceu sua monitora.

Ela não disse nada por semanas, é claro. Eu via a monitora lhe falando coisas, mas era só isso. Ela apenas ficava ali sentada e nunca respondia.

Foi só em novembro que ela finalmente abriu a boca. Não foi para falar. Foi para gritar.

Ela estava estranha naquele dia; nervosa, suada e se mexendo de maneira inquieta. Ela não costumava ficar inquieta. Eu não estava longe; então vi tudo o que aconteceu. Sua monitora tentou tranquilizá-la, mas isso pareceu piorar a situação. Por fim, vi a monitora tentando segurar seu braço para acalmá-la. Sara deu um berro. A turma inteira se assustou e a sra. Saunders largou o giz. Sara libertou sua mão, empurrou a mesa e correu para fora da sala.

Nunca mais a vi em uma aula comum.

Não tenho certeza de que ela sabia falar, se tinha algum transtorno de aprendizagem ou o quê. Na realidade, não fazia a menor ideia do que havia de errado com ela. Seus grandes olhos verdes estavam sempre nebulosos e vidrados, como se observasse algo muito distante. Ela não olhava para ninguém e nem parecia reparar onde estava. Simplesmente passava os dias como um zumbi, com a mente em outro lugar. Ela sempre usava uma pulseira com uns pingentes que faziam um barulhinho quando andava, mas nunca vi o que eram.

Os outros alunos a chamavam de PsicoSara, mas nunca a vi fazer nenhuma maluquice, além daquela vez. Ela só parecia distraída. Eu sei como é isso. Às vezes também me sentia bem distraído.

Max, Taj e eu passávamos perto de Sara quando algo inesperado aconteceu.

Ela se voltou para mim, seus olhos nebulosos subitamente nítidos e penetrantes.

— Olá, Daniel — disse ela.

CAPÍTULO 2

Fiquei tão chocado que nem tive chance de responder. Sara simplesmente seguiu pelo corredor arrastando os pés no chão, e eu me virei e a contemplei indo embora, Max e Taj parando ao meu lado. Max olhou para mim, incrédulo.

— A PsicoSara falou com você? — sussurrou ele.

Fiquei observando o seu rabo de cavalo preto saltitar enquanto se afastava.

— Acho que sim.

Oito anos. E ela simplesmente me disse *oi* como se fôssemos velhos amigos.

— Que esquisito — disse Taj, voltando a caminhar. — Talvez ela queira que você a convide para o baile.

Max gargalhou e me deu um leve empurrão em direção à porta principal.

— Vamos nessa. Você pode convidá-la amanhã, se quiser.

Eu só dei uma risada constrangida e o segui, mas minha pele ainda formigava inteira, como se estivesse pegando fogo. Já era estranho demais ela ter falado comigo. Não achava nem que ela pudesse falar.

Mas o pior tinha sido a sensação esquisita que me deu quando ela olhou para mim. Como se ela fosse a única pessoa que já havia me visto *de verdade*. Mas isso era impossível. Não fazia nenhum sentido.

Max e eu saímos na brisa fria do outono e eu tentei esquecer Sara Malvern.

Como já mencionei, estou escrevendo um livro. Venho escrevendo há quase um ano, e uma vez cheguei até a vigésima página antes de apagar tudo. Deveria ser uma obra-prima, mas sinto que ele não é. Eu gosto de escrever. É basicamente o único momento em que não tenho Choques. Não sei se é porque meu cérebro fica muito ocupado ou porque posso criar meu próprio mundo onde não existem pessoas malucas. Às vezes é o único descanso que eu tenho durante o dia, e acho que talvez seja o que me impede de ficar louco de vez.

Basicamente, o livro é sobre um garoto chamado Daniel que exterminou toda a raça humana sem querer e precisa encontrar um jeito de trazer todo mundo de volta antes que o processo se torne irreversível. O dia dele começa assim:

Quando Daniel acordou, a luz aveludada da manhã brilhava através de suas cortinas azul-escuras como em todas as manhãs. Mas havia uma quietude pesada no ar que o deixava preocupado... um silêncio mais profundo e tenebroso do que o normal. Ele vestiu rapidamente uma calça jeans surrada e um casaco com capuz e correu para o corredor olhando curioso ao seu redor.

— Alguém aí? — chamou ele. Sua voz percorreu a casa como um morcego frenético.

Daniel desceu as escadas depressa, mas a cozinha estava vazia. Eram oito e meia da manhã. Sua família toda deveria estar ali: a mãe, o irmão e a irmã. Tentou ligar a TV. O rádio. Não havia nada além de estática.

Desesperado, Daniel correu para a rua, um medo dilacerante se infiltrando em seu estômago.

A rua estava silenciosa. As casas, vigilantes. Não havia carros, pedestres, nem qualquer tipo de ruído por entre a brisa de outubro. Ele andou lentamente até o meio da rua, sendo inundado pela terrível epifania e pela culpa. Ele era o responsável por aquilo. Ele matara todos.

De canto de olho, viu a lua de relance, ainda relutante em passar pela Terra. Daniel congelou, os olhos fixados no orbe luminescente. Suas pernas curvaram-se, tremulantes.

A lua estava diferente da noite anterior. Parecia impossível, mas era real.

Uma parte dela estava faltando.

Eu tinha pensado em começar com a ação e voltar no tempo, mas fico indeciso. Então fiz um novo plano, de simplesmente escrever o livro e não mudar uma palavra sequer até chegar ao final. É o único jeito de eu conseguir terminar.

Nem sei exatamente por que estou escrevendo, visto que nunca mostrei meu trabalho para ninguém e nem pretendo mostrar. Como disse, escrever é algo que eu faço para mim mesmo.

Não tive muito tempo para ficar pensando em Sara Malvern. Depois da escola, Max e eu jogamos três horas de *Call of Duty* e comemos dois pacotes de batata chips acomodados nos sofás marrons gigantescos da sala de estar. Minha mãe gritou comigo por derrubar batata nas almofadas duas vezes. Era uma terça-feira típica. Eu só tive um

Choque, desta vez no banheiro, com o interruptor de luz. Sempre tenho problemas com interruptores, não sei por quê.

Max decidiu ficar para o jantar mesmo depois dos dois pacotes de batata chips, pois minha mãe estava preparando asinhas de frango e ela adora Max e sempre insiste para ele ficar. O pai de Max abandonou a família há alguns anos e sua mãe trabalha até muito tarde; então ele raramente tem um jantar de verdade. Ele sempre fica contente por aceitar. Max é um daqueles adolescentes que ficam naturalmente confortáveis perto de pais. Ele tem um dom para conversas cordiais.

Meu irmão e minha irmã também estavam lá para o jantar, mas meu pai só chegava em casa do trabalho bem tarde; então ele sempre comia as sobras embrulhadas em papel alumínio enquanto assistia aos destaques esportivos.

— Como foi seu dia? — perguntou minha mãe ao Max, servindo salada no prato da minha irmã.

Estávamos sentados à mesa de carvalho de seis lugares – Max tinha sempre um lugar, porque passava muito tempo na nossa casa. Na madeira da mesa, que fora presente da minha avó, havia um milhão de arranhões, manchas e cortes. Mas minha mãe gostava tanto dela que usava uns jogos americanos e enfeites de centro imensos para esconder todo o dano.

Max repousou a asinha no prato.

— Foi bom. Anunciaram aquele baile da escola de novo.

— Tosco — disse Steve.

Tudo era tosco para Steve. Ele tinha dezesseis anos e era maneiro demais para todo mundo, especialmente para mim. Jogava futebol americano, sua namorada era animadora de torcida e usava bonés de beisebol praticamente 24 horas por dia. Nós não éramos muito parecidos. Eu era magro, com olhos azuis, sardas e um cabelo que mudava de loiro para castanho de acordo com a estação. Steve era musculoso e atlético, e seu cabelo preto curto combinava com seus olhos pouco amigáveis. A gente não conversava muito. Eu até gostaria, mas ele não tinha muito interesse.

— Não é tosco — disse minha mãe, voltando-se para mim. — Você vai?

Dei de ombros.

— Talvez.

— Deveria — respondeu ela. — Max, faça ele ir.

— Pode deixar, sra. Leigh. — Max piscou para mim. — Talvez ele até convide alguém para fazer par.

Fechei a cara, e os olhos da minha mãe se encheram de alegria.

— É mesmo? — perguntou ela. — Quem?

— Ninguém — resmunguei. Minhas bochechas estavam pegando fogo.

Minha irmãzinha, Emma, deu uma risada. Ela era o oposto de Steve em quase todos os sentidos. Emma tinha nove anos, era supertímida e sempre ficava mais feliz quando estava em seu quarto lendo. Nós éramos muito próximos. Ela costumava me pedir para sentar ao seu lado na cama e ler uma história todas as noites, e ainda lemos juntos na maioria delas.

Steve bufou e devorou uma asinha de frango.

— O Cadete Espacial não vai arranjar par nenhum.

Meu irmão mais velho também me chamava de Cadete Espacial. E Ultranerd. Palerma. Princesa. Maço de Tosqueira. Praticamente qualquer coisa, menos "Daniel", na verdade.

— Isso não é legal — rebateu minha mãe. — Daniel é um partidão.

Dei um suspiro.

— Valeu, mãe.

— Ele tá atrás de uma garota bem popular — disse Max. — Eu sugeri outra pessoa.

— Quão popular? — perguntou minha mãe, parecendo realmente preocupada.

— Isso importa? — retruquei, ofendido.

Ela hesitou.

— É só que garotas populares podem ser muito cruéis. Não quero que você se machuque.

Max deu uma risada e se recostou, acariciando a barriga.

— Ele vai ficar bem. Obrigado de novo, sra. Leigh. Estava uma delícia. Mas eu provavelmente devia ir. Comi o suficiente pelo resto da semana.

— Quer uma carona? — perguntou ela, já empurrando a cadeira para trás.

— Não — disse ele. — Melhor ir caminhando. Temos um jogo no sábado e eu quero estar preparado.

Acompanhei Max até a saída e ele me ofereceu um sorriso torto ao abrir a porta. Ele usava esse sorriso com frequência quando sabia que tinha deixado alguém irritado. Normalmente funcionava, mas eu ainda estava um pouco amargo.

— Até amanhã, Cadete Espacial — despediu-se ele com uma saudação casual.

— Aquilo foi desnecessário.

Max deu um tapinha no meu braço com sua forte mão direita e começou a caminhar para a varanda.

— Eu sei. — Ele parou e olhou para trás, exibindo mais uma vez o sorriso torto. — A propósito, também acho que você é um partidão.

— Cala a boca.

Max gargalhou e correu em direção à rua, pondo as mãos nos bolsos do seu jeans. Eu fiz uma careta e fechei a porta, sabendo que minha mãe certamente perguntaria sobre Raya assim que tivesse uma oportunidade. Subindo as escadas para evitar qualquer tipo de pergunta, pude ouvir Steve e ela discutindo na cozinha.

— Eu tenho dezesseis anos! — gritou Steve, esmurrando a parede.

— Se quebrar essa parede, você vai pagar! — berrou minha mãe de volta. — E tem razão, você tem dezesseis anos. Tem aula no dia seguinte e vai estar em casa às dez!

— Isso não é justo!

Eles brigavam praticamente todas as noites. Emma já estava fechando a porta de seu quarto. Fui para o meu, abri o laptop e cheque minha página do Facebook. Nenhuma notificação.

Sem conseguir resistir, abri a página da Raya. Ela estava sorrindo em sua foto de perfil em vez de ter uma daquelas selfies fazendo cara de pato que todas as outras garotas populares tinham. Eu nunca poderia chamá-la para sair. Ela diria não, e então eu não teria nem mais como sonhar.

Reclinei-me e observei meu quarto. Ainda havia muito a ser feito. Uma parede ficava coberta por prateleiras de livros e *action figures*, enquanto as outras tinham pôsteres de bandas e filmes, e até um do Tom Brady que meu pai comprou quando entrei para o time de futebol americano. Minha escrivaninha ficava enfiada debaixo de uma janela empoeirada que dava para a rua, e estava sempre entulhada de papéis, desenhos e livros. Fui clicar na minha página inicial quando tive um Choque. Voltei e cliquei nela de novo. Ainda estava com uma sensação ruim. Já era o décimo clique e eu começava a sentir gotas de suor na testa quando fechei o navegador. Senti o impulso de voltar e tentar clicar novamente. Mas sabia que poderia começar algo que levaria horas. Eu precisava escrever. Agora.

Daniel encarou a lua, incrédulo. Era como se algo tivesse mordido sua parte inferior direita, arrancando um pedaço, como se fosse um cookie de baunilha. A lua o encarava de volta com um brilho sutil à luz do dia.

Um milhão de pensamentos passaram por sua cabeça. Mas somente um era importante. O dispositivo tinha funcionado. Parecera tão improvável, escondido no sótão e encoberto por uma manta de poeira. Mas não havia outra explicação. Ele o ativara e fizera algo terrível.

Enquanto fitava o céu, horrorizado, outra coisa chamou sua atenção. Um movimento ligeiro.

Daniel virou-se bem a tempo de ver algo desaparecer entre duas casas. Algo enorme.

Ouvi uma batida gentil à porta, seguida por uma voz ainda mais suave:

— Dani?

— Pode entrar.

Emma entrou carregando um livro embaixo do braço e olhando para mim por detrás de uma mecha de cabelo loiro.

— O que você tá fazendo? — perguntou ela curiosa, espiando meu laptop.

— Nada — respondi, fechando o computador antes que ela pudesse ler qualquer coisa. Mesmo o pouco que tinha escrito já havia me acalmado um tanto. Não sentia mais que devia voltar e clicar no link novamente de qualquer jeito. — O que foi?

Ela sentou-se na cama e deu de ombros.

— Quer ler um pouco?

— Claro.

Deitamos os dois no chão e ficamos olhando para o teto de estuque. Fazíamos isso com frequência.

— O que você vê? — perguntou ela baixinho. Às vezes nós criávamos histórias inteiras no estuque. Seu cabelo estava espalhado como areia pelo carpete.

Concentrei-me em um ponto específico:

— Um pássaro. Uma águia, talvez. Eroth, o Rei das Águias, sobrevoando as planícies de Alog. Ele se prepara para uma batalha, acho. Os goblins estão marchando em direção ao reino. Você?

— Um rosto. Parece uma menina. Bonita, mas com um olhar frio. Uma princesa, talvez... não... uma arqueira. San'aa, filha de um rei deposto, e a arqueira mais conhecida de Arador. Ela consegue acertar um alvo a noventa metros.

Emma olhou para mim e deu um sorriso travesso, seus olhos castanhos brilhando.

— Você vai mesmo chamar uma garota pra sair?

— Provavelmente não.

Ela se voltou para o teto.

— Você estava diferente no jantar.

— Como assim?

Emma pareceu refletir sobre a questão.

— Não sei. Só... distante. Ainda mais que o normal.

Isso me fez pensar de novo em Sara Malvern. Senti um arrepio nas costas deslizando até minhas meias.

— É só cansaço, acho — respondi, torcendo para ela não perceber a preocupação na minha voz.

Emma abriu seu livro e começou a ler.

— Acho que você tá mentindo.

— Você sempre acha.

Ficamos lendo até minha mãe entrar no quarto e mandar Emma ir para a cama. Ambos levantamos, alongando nossos membros doloridos. Emma me desejou boa noite e saiu do quarto arrastando os pés. Observei sua sombra virar o corredor e desaparecer na luz. Estava sozinho novamente. Decidi escrever um pouco mais. Enquanto abria meu laptop, reparei que havia um pedaço de papel para fora de um dos bolsos da minha mochila. Franzindo a testa, peguei-o. Era um bilhete escrito em garrancho com tinta preta.

Preciso da sua ajuda.

— *Colega das Crianças das Estrelas*

CAPÍTULO 3

Li o bilhete várias vezes e o dobrei com as mãos trêmulas. Não fazia ideia do que era uma Criança das Estrelas ou por que qualquer pessoa iria querer minha ajuda. Alguém deve ter colocado na minha mochila discretamente quando eu não estava olhando.

Mas quem?

Decidi procurar "Criança das Estrelas" primeiro. Talvez isso me desse alguma pista. Minha primeira busca na internet resultou nisto:

Crianças das Estrelas, de acordo com um conceito pseudocientífico da Nova Era, são crianças que, acredita-se, possuem características ou habilidades especiais, incomuns e às vezes sobrenaturais.

Li os primeiros artigos. Parecia coisa de teoria da conspiração para mim. DNA alienígena, poderes telepáticos e muitos pais achando que seus filhos eram Crianças das Estrelas porque se comportavam mal.

Fiquei acordado até tarde nessa noite, verificando o Facebook na expectativa de possíveis indícios da identidade de quem deixou o bilhete. Ninguém tinha nada sobre Crianças das Estrelas em seu perfil. Então desisti e comecei a me aprontar para dormir. Meu Ritual começou à meia-noite e meia. É algo que preciso fazer todas as noites. Depois eu explico. Fui dormir às quatro horas.

No dia seguinte, encontrei Max no pátio da escola com o pessoal descolado. Eles ficavam só conversando de manhã, embora normalmente jogassem basquete ou futebol americano no recreio. Isso significava que eu tinha que jogar também, é claro, mesmo sendo ainda pior no basquete do que no futebol americano. Max passava a bola para mim às vezes, mas eu costumava passar de volta o mais rápido possível e só arremessava quando estava literalmente embaixo da cesta. Os outros garotos implicavam comigo, mas me deixavam jogar por causa do Max. Se não fosse por ele, eu provavelmente estaria num canto lendo com Emma, o que não me incomodaria, tirando o fato de que tornaria a perspectiva de falar com Raya ainda mais improvável.

Nesse dia, Raya estava ali no círculo do pessoal descolado, mas, quando cheguei, o sinal tocou. Ela me ofereceu um sorrisinho, mas só isso.

— Pronto para o jogão no sábado? — perguntou Max enquanto entrávamos na sala de aula.

Dei um suspiro.

— Pela milésima vez, eu não faço nada.

— Se o *kicker* se machucar, vamos precisar de você — disse ele com seriedade.

— Quantas vezes o *kicker* já se machucou?

Max fez uma pausa.

— É raro. Mas ainda assim. E ei... vai convidá-la hoje?

Bufei, enquanto tirava meus livros da mochila.

— Claro que não.

— Se você não chamar logo, outra pessoa vai.

Pensei nisso por um instante e depois balancei a cabeça.

— Não consigo.

— Você é um frouxo.

— Concordo.

Ainda estava pensando na Raya quando o sr. Keats pronunciou arrastadamente:

— Peguem os livros de matemática.

Ele parecia desejar não ter levantado da cama. Suspirei. Éramos dois.

Não gosto de matemática por um motivo importante: os números. Estávamos resolvendo umas equações simples, mas eu tinha que mudá-las o tempo todo. Transformei um 4 em 41. Um 9 em 91. Nem cheguei a escrever o seis. Sempre que via um número ruim, eu tinha um Choque. Um sentimento do tipo que vem de dentro do estômago, dizendo que algo está errado e exige ação imediata. Era como levar um soco.

Tentei esconder minhas anotações de Max, mas ele reparou.

— Até eu sei que isso tá errado — disse ele, apontando para a resposta. — Tira o zero, seu mané.

— Ah, sim — murmurei. Mas não troquei nada.

Comecei a suar intensamente bem no meio da aula, minha pele quente, vermelha e formigando. Havia mudado tantos números que mais parecia um código. O 9 estava sendo especialmente problemático.

Sempre que o escrevia, sentia como se algo ruim fosse acontecer. Não sei quando isso começou ou por quê, mas alguns números são bons e outros, não.

Aqui está minha lista:

1 = OK
2 = Geralmente OK
3 = Ruim quando combinado com outro 3, 4, 5 ou 6
4 = Ruim
5 = OK
6 = Ruim
7 = Geralmente ruim
8 = Sempre ruim
9 = Ruim
10 = Bom

    Como você pode imaginar, as coisas ficam complicadas com dois dígitos.
    Isso deve parecer confuso, provavelmente porque eu talvez seja maluco. Mas os números fazem com que eu me sinta melhor ou pior, disso não há dúvida. Quando faço algo quatro vezes, minha pele fica arrepiada, minha barriga dói e não consigo respirar direito. Cinco vezes, e eu me sinto bem. Os números controlam quantas vezes faço as coisas, mas também não gosto de escrever ou falar esses números. Eu sei... doideira.
    Mas quem sou eu para contrariar o que sinto?
    Não sei o que provoca os Choques, na verdade. Em geral, é só uma sensação ou um pensamento que surge do nada, ataca o meu

cérebro e torna tudo frio, escuro e irremediável. Posso até ter um Choque a qualquer momento, mas felizmente costuma acontecer à noite e quando estou sozinho. Nessas horas, eles são implacáveis.

— Odeio matemática — reclamei baixinho.

— Sim — disse Max. — E eu odeio que você não seja bom nela. Minhas notas estão péssimas.

Max olhou para mim e franziu o rosto.

— Você tá bem?

Esfreguei meu rosto e sorri forçadamente.

— Estou. Só tá um pouco quente aqui, não acha?

— Não.

— Ah. Talvez eu esteja doente.

Max colocou a mão na minha testa.

— É. Vá lavar o rosto. Você tá com cara de que a Raya acabou de encostar no seu braço ou algo assim.

— Valeu — murmurei. — Posso ir ao banheiro? — perguntei ao sr. Keats, em seguida.

Andei apressadamente pelo corredor, enxugando minha testa úmida e me perguntando o que havia de errado. Às vezes isso acontecia à noite, mas nunca na escola.

Meus braços e pernas formigavam como se estivessem pegando fogo, e depois ficaram dormentes e fracos. Comecei até a pensar se iria desmaiar. Será que eu ia morrer?

Minha respiração travou. O corredor começou a girar.

Estava quase chegando no banheiro quando Sara Malvern saiu do feminino. A srta. Lecky estava aguardando-a no corredor, digitando no celular. Sara imediatamente virou-se para mim e sorriu.

— Olá, Daniel — disse ela.

Dei um sorriso forçado.

— Oi — falei, com muito esforço, tentando chegar ao banheiro.

Sara entrou na minha frente.

— Jogue um pouco d'água no rosto — sugeriu ela, calmamente.

— Vai passar.

A srta. Lecky nos observava.

— Tudo bem — respondi.

Os olhos de Sara estavam fazendo aquilo de novo... dizendo que ela sabia exatamente quem eu era e o que eu via. Mas isso era impossível. Nunca tínhamos trocado uma palavra até ontem. Nunca tínhamos sequer feito contato visual.

Quem era essa garota?

Corri para o banheiro e joguei água gelada nas minhas bochechas, encarando o espelho e me perguntando o que estava acontecendo com o garoto pálido que me encarava de volta.

As coisas melhoraram na última aula. E melhoraram bastante. O sr. Keats passou um trabalho sobre o governo local e disse que poderíamos fazer em grupos de quatro. Olhei para Max na mesma hora, esperando que ele encontrasse mais dois parceiros para a gente antes que a correria tivesse início. Rapidamente, as cabeças começaram a se virar e as conversas brotaram, mas o sr. Keats foi mais rápido.

— Eu já formei os grupos — disse ele —; então nem se deem o trabalho. Às vezes sinto que só tem uma pessoa fazendo todo o trabalho do grupo, e talvez as coisas fiquem mais equilibradas se dermos uma misturada.

Ele olhou diretamente para mim. Nunca me colocaria junto com o Max.

— Max, Clara, Brent e Miguel — anunciou ele, para começar.

— Vocês podem sentar no canto lá do fundo.

— Maravilha — resmungou Max, olhando para Clara, que lhe ofereceu um enorme sorriso.

Revirei os olhos.

— Tadinho de você.

Os grupos foram formados rapidamente, e logo percebi que meu nome ainda não havia sido chamado, assim como o de Raya. Fui tomado por um misto de esperança e pânico que se confirmou um minuto depois.

— Raya, Lisa, Daniel e Tom. Vocês podem sentar onde está o Daniel.

Eu provavelmente estava com a expressão paralisada de um animal segundos antes de ser atropelado quando Raya sentou ao meu lado e abriu seu caderno.

— Oi, Dani — disse ela afetuosamente.

Coloquei meus braços debaixo da mesa para esconder os arrepios que se propagavam.

— Oi — respondi, enfim.

Lisa e Tom juntaram-se a nós. Lisa era uma garota superquieta e Tom era atleta de futebol americano. Então, os dois só se olharam sem jeito e ficaram em silêncio. Claramente caberia à Raya fazer o trabalho avançar.

— Alguém se opõe à Câmara Municipal? — perguntou ela. — Podemos conseguir uma citação desse jeito. Minha mãe conhece um dos vereadores.

— Boa ideia — falei na mesma hora.

— Tanto faz — resmungou Tom.

— Pode ser — disse Lisa, corando imediatamente, como se estivesse admirada de ter acabado de falar na frente de Tom.

Como isso seria divertido.

Só que realmente foi. Nós planejamos o que íamos fazer e passamos dever de casa para todos, e Raya riu duas vezes. Os dentes dela são ultrabrancos. Eu precisava escovar melhor os meus.

Um pouco antes do sinal tocar, Tom se afastou para falar com Taj, e Lisa voltou para sua mesa, dando um sorriso sem jeito para mim e Raya antes de sair andando apressadamente como um ratinho. Raya balançou a cabeça.

— Lisa vai fazer o dever dela, mas a gente provavelmente vai ter que cobrir a parte do Tom.

— Sim — respondi. — Eu posso fazer isso.

Ela riu.

— Eu sei que você pode. Você já faz os trabalhos do Max para ele.

Abri a boca para argumentar, mas interrompi o movimento.

— É.

— Por quê? — perguntou ela.

— Ele é meu amigo — expliquei, dando de ombros. — Não tem problema.

— Você devia falar pra ele fazer os próprios trabalhos — afirmou ela. — Ele é mais inteligente do que faz parecer. Acho que ele gosta de ser um atleta burro porque Taj e Tom são. Ele devia ser mais como você.

Dei uma risada.

— Boa piada.

Ela levantou uma das sobrancelhas.

— Que foi? É sério.

— Max não quer ser como eu — falei, ainda pasmo de estar tendo uma conversa inteira com Raya Singh. — Ele é um dos melhores jogadores de futebol e um dos garotos mais populares da escola. E eu sou... eu.

— O que tem de errado com você?

— Eu sou o *kicker* reserva.

Raya bufou.

— Não perguntei em que posição você joga. Por que vocês meninos sempre têm que igualar futebol a status social? Eu não ligo se você for reserva do cara que busca água.

— Eu meio que sou.

Ela riu.

— Claro que é. Mas meu ponto é: você é inteligente, divertido e legal de verdade. Acho isso muito mais importante do que ser o *kicker* reserva, não concorda?

Eu estava sonhando de novo. Só podia.

— Acho que sim — respondi, afável. — E obrigado.

— Sem problema. A menos que você faça besteira neste trabalho. Nesse caso, vou chutar seu traseiro.

— Combinado.

O sinal tocou e, pela primeira vez na história, eu desejava que ele estivesse quebrado. Raya foi embora com pressa e eu tentei não sair flutuando da minha cadeira atrás dela. Meu corpo inteiro estava arrepiado, mas não por um sentimento de temor. Era como um calor luminoso, como se eu estivesse ao sol. Quando Max voltou, eu estava com um sorriso tão grande que ele simplesmente riu.

— Numa escala de um a dez, quão feliz você tá agora?

— Onze.

— Imaginei. Mas pode tirar esse sorriso do rosto e pegar suas chuteiras. Temos treino.

A alegria desapareceu no mesmo instante.

— Dois, agora.

* * *

— Você chama isso de flexão? — o treinador Clemons gritou comigo.
Eu estava usando meus joelhos de novo. Não conseguia evitar. Não era capaz de fazer vinte flexões.
— Um tipo de flexão — respondi, esperançosamente.
— Levante esses joelhos, Leigh! — rugiu ele, seu cuspe voando por toda parte.
Obedeci e caí de cara no gramado. Ele respirou fundo e foi embora.
— Voltas!
Corremos durante algum tempo, o que não foi tão ruim assim, pois o dia estava frio. Eu costumo passar a maior parte do tempo sentado, e às vezes sinto bastante frio com o uniforme de futebol americano.
— Beleza, Kevin — disse o treinador Clemons quando voltamos —, vamos praticar uns *field goals*.
Kevin era o *kicker* titular. Ele adorava futebol americano quase tanto quanto o Max. Fui atrás deles, pois preciso chutar os *field goals* também, mesmo sem ser convidado oficialmente.
Errei o chute das marcas de trinta e vinte e cinco jardas. O treinador Clemons apenas mordeu o lábio.
— Vá preparar as bebidas, Leigh — disse ele, finalmente.
— Até que enfim — murmurei, vendo Max receber um passe com uma mão só.
— Boa, Max! — exclamou o treinador Clemons.
Comecei a organizar os copos de Gatorade e fiquei observando Max fazendo seus percursos. Seria de imaginar que eu teria inveja,

mas honestamente não tinha. Quer dizer, seria legal ter um pouco da sua habilidade no futebol, sua altura ou aparência, em geral, mas eu ao menos ficava feliz por ele estar se saindo tão bem. Quando mais novos, nós dois éramos socialmente excluídos, e eu achava legal ele estar se tornando popular.

Parte de mim se perguntava se nossa amizade sobreviveria ao ensino médio, quando ele fosse membro do time lá e tivesse veteranos a quem mostrar como ele era maneiro, mas não havia por que me preocupar com isso no momento. Eu torcia para ele continuar ao meu lado, mas sabia que as coisas mudavam à medida que as pessoas cresciam.

É só olhar para o Steve. Ele costumava ser quase legal.

Arrumei os Gatorades na mesa em fileiras perfeitas, que foram dizimadas rapidamente no primeiro intervalo. Nós tínhamos um garoto para buscar água nos jogos, mas essa função era minha durante os treinos. No sábado anterior, o garoto da água teve outros planos, então precisei fazer esse trabalho durante a partida também. Vi meu pai observando enquanto eu enchia os copos em meu uniforme dos Erie Hill Elephants. Quando nossos olhares se encontraram, ele desviou o rosto rapidamente.

Mas hoje o treinador Clemons mudou a tática. Eu estava sentado no banco, imaginando uma horda de goblins irrompendo da cerca de arame no fundo do pátio prestes a sacar uma espada e investir contra eles quando o treinador Clemons entrou na minha frente como um ogro bulboso armado com uma prancheta.

— Leigh — disse ele. — Vá jogar. Você é um palito, então imagino que saiba correr. Quero que entre lá de *gunner* e tente derrubar o *returner*. Estamos sofrendo com isso.

Olhei para ele, franzindo a testa diante de sua cara brava e quadrada.

— Fiz algo de errado?

O treinador deu um suspiro.

— A maioria dos garotos quer jogar, filho. Você não tá cansado de ficar no banco?

— Não. Gosto bastante dele.

— Anda.

Suspirando, galopei para dentro do campo e assumi minha posição na unidade de equipes especiais. Max me viu e correu até mim, apreensivo.

— Você vai jogar?

— Teoricamente.

Ele deu um tapinha no meu braço.

— Arrasa.

— Claro.

Olhei para a linha oposta. Taj estava lá, me encarando como se eu fosse um pedaço de carne. Nosso *returner*, um garoto troncudo e superveloz chamado Pete, estava esperando na extremidade do campo. Eu só precisava correr em torno da linha, chegar até lá e derrubá-lo. Sem problemas. Eu me mexia inquietamente, aguardando o passe inicial.

Já sentia saudade do banco.

— *Hut!* — exclamou o *punter*, e nosso *long snapper* lançou a bola de volta para ele.

Fiz o caminho mais longo ao redor da linha, escapando por pouco de uma braçada do Taj. Eu realmente não era muito veloz, mas também não era lento. Consegui contornar a linha defensiva e estava correndo na direção de Pete, que já se posicionava para apanhar a bola. Simplesmente corri o mais rápido que pude, sorrindo enquanto acelerava pelo campo. Isso não era de todo ruim. Desde que eu não pensasse sobre a parte de ter que bater em alguém, era a mesma coisa que sair para correr. O que era algo que eu não fazia muito, mas, se aquela senhora idosa do outro lado da rua fazia, então o quão ruim podia ser? Não havia tempo para me preocupar ali. Só tinha que bater num garoto e tentar recuperar a bola. Simples.

Estava a três metros de distância quando Pete apanhou a bola. Ele girou, indo para a direita e depois para a esquerda. Eu o segui, me aproximando rapidamente. Não conseguia enxergar muito bem com o capacete; então só fiquei completamente focado em Pete, como um cão de caça. Ele arrancou ao passar por mim e eu me virei para persegui-lo, ainda com um sorriso no rosto. Até que isso era divertido.

Só vi a colisão iminente tarde demais.

Houve um breve lampejo de Taj, grande e sorridente, correndo na minha direção para me bloquear, e então foi como se eu tivesse sido atingido por um caminhão. De repente, estava voando no ar e me perguntando vagamente se Max diria à minha família que eu meio que joguei antes de morrer. Meu pai ficaria feliz. O impacto contra o chão foi tão doloroso quanto Taj, e fiquei deitado ali, olhando para o céu vespertino. Estava limpo e azul. Dei um sorriso, mas provavelmente só porque tinha batido a cabeça.

Max apareceu acima de mim.

— Você tá bem?

— Acho que não quero mais jogar futebol.

Max deu uma risada.

— Justo — disse ele, segurando minha mão. — Vamos para casa. Acho que você vai precisar de gelo.

Enquanto caminhávamos, vi que Taj estava rindo. Ele vestia a camisa 9.

CAPÍTULO 4

Mais tarde, naquela noite, estava deitado no sofá da sala comendo pudim. Não por minha mandíbula ter quebrado ou algo assim; eu só gostava de pudim de chocolate mesmo. Max tinha me levado até em casa, e minha mãe fizera um grande escândalo, acenado as mãos na minha cara e inspecionado meu crânio para ver se estava rachado. Depois, ela apenas ficou tagarelando e fez eu me deitar.

Quando meu pai chegou em casa, ele disse:

— Soube que você se machucou no futebol hoje. Estava jogando?

— Sim — respondi. — Eu era o *gunner*. Meio que fui bloqueado e saí voando.

Ele sorriu.

— Esse é meu garoto. Levar umas pancadas faz bem. Continue assim.

Enquanto ele ia guardar sua maleta, franzi o rosto. Deixar meu pai orgulhoso era dolorido.

Gostava de ficar no sofá porque significava que eu conseguiria adiar o Ritual, mas minha mãe não me deixaria dormir ali embaixo. Então, às dez e meia subi as escadas me arrastando, exausto.

Ela viria checar como eu estava a cada duas horas durante a madrugada para o caso de eu ter uma concussão. Não ia conseguir dormir direito. Coloquei minha calça de dormir e iniciei o Ritual. Sei que a maioria das pessoas chama de "calça do pijama", mas tudo o que eu faço com ela é dormir, então me parece um nome mais apropriado. Só restavam duas horas até a primeira visita da minha mãe, precisava começar o Ritual logo.

Ah, você deve estar se perguntando o que é o Ritual. Faço isso há cinco anos. Ele foi surgindo a partir de hábitos diferentes e agora é permanente. Não posso cometer nenhum deslize. Funciona assim:

1. Dar dez passos do meu quarto até o banheiro
2. Escovar os dentes com dez movimentos verticais de cada lado e cinco horizontais
3. Dar cinco passos para o vaso sanitário
4. Fazer xixi e depois usar duas tiras de papel higiênico para limpar a borda, caso tenha errado o alvo
5. Lavar as mãos esfregando-as de maneira sobreposta, dez vezes cada uma
6. Enxugar as mãos na toalha rosa idiota de crochê, cinco vezes para cada mão
7. Dar dez passos de volta para o quarto
8. Acender e apagar a luz cinco vezes
9. Chegar à cama em cinco passos e subir na cama

Como você pode perceber, é bastante simples. Talvez seja até normal. Quer dizer, quantas vezes as pessoas fazem algo ao caminhar a mesma distância ou escovar os dentes do mesmo jeito? A diferença é que eu sei dizer.

Mas o problema não é esse. Raramente as coisas ocorrem dessa maneira, porque perfeição é difícil. Eu tenho que recomeçar quando faço algo errado, como dar um passo a mais ou pegar três tiras de papel higiênico, em vez de duas, ou lavar as mãos nove vezes. Eu me concentro bastante, mas às vezes tropeço ou pego quatro tiras de papel higiênico sem querer. E como é possível contar com precisão o lavar das mãos? Outras vezes, eu simplesmente tenho Choques do nada, e então preciso repetir. É tudo culpa dos Choques, na verdade; acho que o Ritual é só um momento em que os Choques me controlam. Normalmente, meu medo é pensar *Faça tudo de novo ou você não vai acordar de manhã*, e eu continuo fazendo até achar que vou acordar de manhã.

Aquela noite foi especialmente ruim. Como eu normalmente já ficava com medo de morrer dormindo se fizesse o Ritual errado, ter uma concussão e uma ameaça real não ajudou muito. Por consequência, o Ritual ficou assim:

1. Dar ~~dez onze~~ cinquenta passos do meu quarto até o banheiro
2. Escovar os dentes com ~~dez onze~~... cento e noventa e dois movimentos verticais de cada lado e ~~cinco~~... trezentos horizontais
3. Dar cinco passos para o vaso sanitário, e repetir isso quinze vezes sem pisar nas divisórias
4. Fazer xixi e depois usar ~~duas~~ um rolo inteiro e trocar o rolo e depois usar outro rolo e trocar o rolo ~~tiras~~ de papel higiênico para limpar a borda, caso tenha errado o alvo
5. Lavar as mãos ~~esfregando-as de maneira sobreposta, dez~~ vinte e cinco vezes ~~cada uma~~ e chorar um pouco
6. Enxugar as mãos na toalha rosa idiota de crochê, ~~cinco~~ cem vezes para cada mão

7. Dar dez passos de volta para o quarto, e repetir isso vinte vezes
8. Acender e apagar a luz ~~cinco~~ trezentas e cinco vezes
9. Chegar à cama em cinco passos, sentir-se mal, acender e apagar a luz de novo, depois repetir o acender e apagar da luz e os passos cem vezes e subir na cama

Quando finalmente terminei o Ritual, fiquei deitado na cama por um tempão, deixando as lágrimas silenciosas serem absorvidas de volta para minha pele ou evaporarem em minúsculas partículas de hidrogênio e oxigênio que talvez fossem parar do lado de fora e chovessem em mim amanhã. Esse pensamento me relaxou. Eu gosto de ciclos. Eles são bem menos permanentes do que converter ou errar um *field goal*.

Naquela noite, sonhei que eu e Max estávamos vendo TV. Mas uma hora Max olhou para mim e seus olhos estavam totalmente pretos, como se as pupilas tivessem dominado o olho inteiro. Então, ele abriu a boca e seus dentes de repente se tornaram presas pontiagudas, suas feições começaram a virar cruéis e demoníacas, e eu percebi que aquele não era Max ao meu lado. Acordei de madrugada coberto de suor.

Então, fui acender e apagar a luz.

Era a hora do almoço. Eu tinha acabado de errar um arremesso e estava deprimido na lateral da quadra, pois Taj havia decidido me "substituir", embora não tivesse ninguém para entrar no meu lugar. Acho que o termo mais adequado seria "ser mandado pro banco", mas também não havia banco nenhum, o que tornava complicado encontrar o coloquialismo esportivo correto. Eu gostava da palavra *coloquialismo*. É uma dessas palavras inerentemente irônicas, sendo o exato oposto do que parece ser. Gosto de palavras, de forma geral. Elas têm significados definidos, mas que podem variar de acordo como ou por quem são usadas. São como pessoas: diferentes, dependendo de quem as observa e de como as interpreta.

Por exemplo, Taj me considera um nerd inútil. Emma pensa que sou um irmão mais velho inteligente. Steve acha que sou um Maço de Tosqueira. Minha mãe julga que não sou legal o suficiente para sair com Raya Singh. Raya Singh acha que...

Na verdade, não sei o que ela acha.

Voltei minha atenção para Raya imediatamente. Ela estava com um grupo de garotas em frente aos tijolos vermelhos desbotados do colégio, como se estivesse em uma capa de *indie rock*. Sei como elas são porque Raya curte *indie* e eu pesquisei sobre o assunto. Vestia um xale turquesa e short jeans, que era considerado retro-chic de acordo com a *Cosmopolitan*, eu acho. Torci para ela me perguntar se eu gostava da combinação.

Foi então que aconteceu algo estranho. Raya olhou para mim e acenou.

As outras meninas seguiram o olhar dela e todas exibiram uma reação similar, fosse confusão, alvoroço ou espanto. Ashley Peters procurou se havia alguém legal escondido atrás de mim. Era como se tivessem acendido um maçarico nas minhas bochechas, mas consegui dar um sorriso e acenar de volta.

As garotas viraram-se para Raya rapidamente e começaram a conversar. O que tinha acabado de acontecer?

Fiquei parado ali por um instante, refletindo. E então Raya caminhou na minha direção.

Eu precisava falar alguma coisa. Minha cabeça estava girando.

— Olá, Daniel — disse ela, cordialmente.

— Oi — respondi. Foi o melhor que consegui pensar em tão pouco tempo.

Ela ergueu uma das sobrancelhas.

— Você é o treinador ou o quê?

— Estou mais para repórter. Ia fazer as entrevistas depois do jogo.

Raya deu uma risada.

— Escuta, minha mãe conversou com o amigo dela, aquele vereador de quem te falei, e é só a gente aparecer no escritório dele semana que vem. Você tá livre depois da aula? Fica ali na First Street. Minha mãe pode dar carona.

— Sim, com certeza — respondi. — A qualquer hora. Quer dizer, exceto...

— Segundas, quartas e quintas — completou ela, de forma prática. — Não íamos querer que você faltasse ao esporte que você odeia jogar.

— Exatamente.

Ela hesitou. Por que aquela hesitação? Seria essa minha oportunidade? *Pense, Daniel!*

Abri a boca, mas ela foi mais rápida.

— Você sabe qual é a do Max?

Foi como levar um coice de mula na barriga. A sensação foi parecida com a de um Choque, mas não era do tipo que eu podia consertar. Era do tipo que acontecia simplesmente porque a vida era cheia de coices na barriga.

— Em que sentido? — perguntei, dócil.

— No sentido de, sabe, ele gosta de alguém? — Os olhos dela o seguiam na quadra de basquete. — Ele vai ao baile?

— Vai — confirmei. — Acho que sim. Mas ele ainda não convidou ninguém, se é isso que você quer saber.

Ela sorriu. Senti uma ferida na minha barriga. Será que Max a chamaria para sair agora?

— A Clara tá pirando — disse Raya. — Ela gosta muito dele, como você já deve saber. Finalmente posso dizer a ela que ele não vai levar uma garota de outra escola ou algo assim. Você pode pedir pra ele convidá-la e acabar logo com isso para ela parar de me perturbar? Eu me sinto a maior idiota te perguntando isso, pra início de conversa, mas ela me obrigou.

Minha barriga estava subitamente curada. Ela não gostava do Max.

— É, eu sei — respondi. — Vou dizer a ele. Do contrário, ele vai acabar tendo que ir ao baile comigo, e eu não fico tão bonito assim de vestido.

Ela deu uma risada.

— Não sei não... você tem um quê de feminino. A gente se vê na aula.

Raya se virou para ir embora. Essa era minha única chance. É só perguntar.

Mas as palavras não me vieram, por um momento. Um momento longo demais.

— Raya! — ouvi alguém chamar.

Virei-me e vi o suado e enorme Taj se aproximando dela.

— Quer ir comigo no baile? — perguntou ele.

Era minha imaginação ou os olhos de Raya se voltaram para mim por uma fração de segundo?

— Quero — respondeu ela, pouco entusiasmada —, claro.

— Beleza — disse Taj. — Até mais.

Então, ele voltou novamente ao basquete. Raya estava indo embora.

E eu estava parado na lateral da quadra, me perguntando se alguém sentiria minha falta se eu voltasse para casa.

CAPÍTULO 5

Tudo o que vou dizer sobre meu Ritual naquela noite é que eu já havia ligado e desligado o interruptor de luz 437 vezes quando me deitei. Vendo da rua, deve ter parecido uma pista de dança.

Quando finalmente completei o Ritual, fiquei deitado pensando na Raya.

Deixe-me descrever o sentimento de se ter o coração partido, caso você não o conheça:

1. Sua mente diz que você estragou tudo, que ninguém gosta de você e que a outra pessoa é boa demais para você.
2. Depois, sua mente diz que você nunca será feliz, porque a felicidade depende de aquela outra pessoa gostar de você, e ela não gosta; portanto, é óbvio que você nunca será feliz.
3. Então, sua mente diz que você não controla sua própria felicidade, o que é assustador.
4. Sua barriga começa a doer, você não consegue respirar direito, seus braços formigam, sua cabeça dói e você não consegue dormir.
5. Você se encolhe todo, pois não há mais nada que se possa fazer.

Agora deixe-me descrever a sensação de ter um Choque:

1. Sua mente diz que você estragou tudo e fez alguma coisa errada.
2. Depois, sua mente diz que você nunca será feliz, porque a felicidade depende daquela coisa que você fez errado e, se não a consertar, você nunca será feliz.
3. Então, sua mente diz que você não controla sua própria felicidade, o que é assustador.
4. Sua barriga começa a doer, você não consegue respirar direito, seus braços formigam, sua cabeça dói e você não consegue dormir.
5. Você percebe que pode consertar a coisa que fez errado e chora um pouquinho porque isso não faz sentido, mas então a conserta, pois não há mais nada que se possa fazer. Porém, depois você se sente pior porque isso não fez nenhum sentido, então você se encolhe todo, porque nada mais faz nenhum sentido.

Ter um Choque é bem parecido com ter seu coração partido. Tirando o fato de que o coração partido não me leva a pensar que talvez eu morra ou minha irmãzinha morra ou que eu possa destruir o mundo inteiro se não consertar o problema.

Acho que ter Choques é pior. Mas eu ainda queria ter convidado Raya para o baile.

A escola foi meio esquisita durante a semana seguinte. Raya e eu ainda estávamos trabalhando no projeto, e nessa semana fomos ao escritório do vereador com Lisa. Tom disse que tinha outros planos. Conseguimos uma citação do vereador:

"O governo municipal pode não ser o ramo mais romântico do governo, mas é o que mais afeta o seu cotidiano. Nós tomamos as decisões sobre os impostos locais, a coleta do lixo e os sinais de trânsito que mantêm esta grande cidade em movimento. Também temos uma eleição a caminho; portanto, digam a seus pais para votarem em Steve Bradley."

Parecia uma autêntica citação de político. Raya foi quem mais falou durante nossa apresentação, dois dias depois. Lisa perguntou "Alguma dúvida?" bem baixinho e eu falei um pouco sobre o processo eleitoral, o que ninguém além do sr. Keats ouviu. Tom só ficou lá parado sorrindo cheio de malícia e fazendo caretas para os outros jogadores de futebol, mas ainda assim tirou dez. Trabalho em grupo.

Depois da apresentação, Raya e eu nos parabenizamos.

— Foi bom trabalhar com alguém que sabe o significado de "municipal" — disse ela.

Eu sorri.

— Digo o mesmo.

O sinal já havia tocado e estávamos guardando nosso material.

— E aí, você vai ao baile na terça? — perguntou ela. — É tão estranho dizer isso. Não sei por que nosso baile tem que ser no meio da semana. Bem, sei sim, na verdade. O sr. Frost é do mal.

Era sexta-feira, e o baile dominava todas as conversas.

Dei de ombros.

— Não sei. Talvez. Max não convidou a Clara, então acho que devemos ir.

— Vá, sim. Vai ser tosco, e eu preciso de alguém com quem trocar comentários irônicos.

Olhei para ela esperançoso.

— Isso eu posso fazer.

Ela deu uma risada.

— Eu sei que você pode. Bom fim de semana, Dani.

— Você também — respondi, com um enorme sorriso.

Parando para pensar, minha semana até que foi muito boa, na verdade.

Fomos jantar no Sushi King naquela noite. Até o Steve foi junto. Eu estava comendo *unagi*, que é enguia. Acho enguias interessantes porque elas não são nada agradáveis esteticamente, e isso é algo que todo mundo repete, mas por acaso são vacas?

— Emma tirou 95 na prova de matemática ontem — disse minha mãe.

Meu pai virou-se para Emma.

— É?

— Sim — respondeu ela. — Errei uma fácil.

Ele ajustou os óculos e sorriu para Emma.

— Bem, 95 é muito bom. Mas tenho certeza de que você consegue um cem da próxima vez.

Steve bufou.

— Eu tirei 62 na última prova de matemática.

Minha mãe deu um suspiro.

— Estava guardando essa notícia pra depois.

— É melhor do que ser reprovado — disse meu pai. Ele sempre dizia esse tipo de coisa para o Steve.

— Se meus irmãos não fossem dois nerds...

— Já chega — interrompeu minha mãe bruscamente. — Como está seu atum, Emma?

— Tá bom, obrigada — respondeu ela. Emma sempre desmanchava o sushi inteiro antes de comê-lo.

— E com você, Daniel, como vão as coisas? — perguntou minha mãe.

Dei de ombros.

— Bem.

— Como anda a equipe? — indagou meu pai. Futebol americano era, de verdade, o único assunto sobre o qual ele conversava além de notas e afazeres. Acho que ele gostava mais de futebol americano do que de mim.

— Nada mal — falei. — Vamos para os *play-offs* se vencermos nesse fim de semana.

Ele sorriu de orelha a orelha.

— Eu sei. Acho que você podia jogar. O Max tá jogando muito bem.

— Não se esqueça das habilidades do Daniel para organizar a água — disse Steve.

Meu pai deu um sorriso forçado.

— Ele é parte da equipe. É um esporte coletivo.

— Obrigado, pai — murmurei, voltando-me para meu sushi. Mordi uma fatia de salmão. — Eu me esforço.

— De boca cheia, não — ordenou minha mãe, rispidamente.

— Steve, coma o jantar.

— Esse salmão é nojento — disse Steve, afastando o peixe. — Eu falei que a gente devia ter ido no McDonald's.

— Não desperdice comida — falou meu pai, baixinho.

Steve fez uma pausa e em seguida terminou de comer o salmão.

***

— *Hut!*

Tom Dernt recuou, levantando o braço para trás e analisando o campo. A linha ofensiva seguia firme, obrigando os Halton Hawks a jogarem retraídos enquanto grunhiam de esforço físico quando seus capacetes colidiam.

Tom parou por um instante, esperando uma abertura. Nesse exato momento, um dos Hawks conseguiu ultrapassar a linha, desviando do bloqueio pela lateral e se aproximando. A torcida levou um susto. Mas Tom foi mais rápido.

Ele fez o arremesso na mesma hora em que foi atingido, lançando a bola no ar e fazendo-a girar graciosamente.

Tudo ficou quase em silêncio enquanto ela viajava sob o céu da manhã.

E, então, ela caiu bem nas mãos estendidas de Max, que correu na direção da *end zone*. Restando poucos minutos, o lance foi decisivo.

O estádio inteiro foi à loucura. Estávamos quinze pontos à frente.

Eu observei a comemoração da torcida; até mesmo Raya estava lá. Clara, ao seu lado, ficou alucinada.

Meus pais estavam assistindo, batendo palmas e torcendo, e vi meu pai se virar para mim e, então, desviar o olhar rapidamente. Eu não tinha entrado no campo uma vez sequer, obviamente. Max foi envolvido por abraços. Raya assistia enquanto ele e Taj faziam um "toca aqui!" no campo. É claro que ela estava sorrindo.

Ela iria ao baile com um jogador de futebol de verdade.

Eu apenas suspirei e servi mais Gatorade. Nosso garoto da água estava indisponível mais uma vez nesse fim de semana; sua vida social era bastante ativa, aparentemente. Organizei os copos formando pequenos triângulos, com distâncias de cinco centímetros entre eles para evitar que derramassem, e depois dei um tapinha no ombro de Max quando ele veio buscar uma bebida.

— Bela pegada — elogiei.

— Valeu, cara — disse ele, com um grande sorriso. — Deixaram muito espaço. *Play-offs*, parceiro.

Eu ia falar outra coisa, porém Max amassou seu copo e o atirou na direção da lixeira, ao lado da qual o copo se juntou na grama a outros arremessos malsucedidos. Sem mais nenhuma palavra, ele saiu para falar com o treinador.

Fui apanhar os copos. Detesto lixo no chão. Ao jogá-los na lixeira, vi de relance que meu pai estava me observando de novo. Ele deu um sorriso forçado e desviou o rosto.

Percebi que, se eu quisesse sair com Raya Singh um dia, teria que melhorar a minha jogada. Independentemente do que ela havia dito, eu continuava sendo o *kicker* reserva, o garoto da água titular, pelo visto, e o faxineiro.

Precisava de conselhos sobre como conquistá-la. E só havia uma pessoa a quem pedir ajuda.

Steve me encarou como se eu tivesse perdido a cabeça de vez.

— Você quer que eu faça o quê? — perguntou ele, tirando seu fone de ouvido lentamente.

Eu me remexi, pouco à vontade.

— Só preciso de uns conselhos. Sobre como impressionar garotas.

— Eu tenho cara de conselheiro amoroso? — queixou-se ele.

— Talvez? — respondi. — Não sei bem como é a cara de um.

— Vaza.

Meus ombros caíram de desânimo.

— Mas...

— Sai.

Sentindo-me derrotado, me virei e comecei a caminhar em direção à porta, pensando no que faria. Ouvi um suspiro arrastado atrás de mim.

— Espera.

Ele tirou o fone de ouvido novamente e se reclinou na cadeira com um olhar crítico para mim.

— Quer que eu comece com as mudanças físicas ou de personalidade?

— Ahn...

Steve balançou a cabeça afirmativamente.

— Vamos fazer os dois. Primeiro, como eu sempre disse ao longo de toda a sua vida, você parece um cotonete usado. Não é só por causa dos seus braços de palito. É esse cabelo loiro que cobre suas orelhas feito cera.

Tapei minhas orelhas com as mãos, constrangido. Talvez eu devesse cortar o cabelo. Steve alisou seu queixo como um ditador maligno. A aba de seu boné estava abaixada, quase no nariz.

— Então, comece exercitando o bíceps e fazendo umas flexões. Corte o cabelo. E tente não ser tão péssimo no futebol, valeu? — Ele fez um aceno de maneira depreciativa. — Mas isso tudo é em longo prazo. Quando é o baile?

— Terça-feira — murmurei.

Ele bufou.

— Que ótimo. Tudo bem. Vou te dar um conselho rápido aqui. As mulheres curtem caras confiantes. Pare de andar na sombra do Max. Tente se destacar um pouco, sabe? Use seus pontos fortes.

— Que são quais?

Steve fez uma careta e se virou de volta para o computador.

— Cai fora. — Ele deu uma pausa. — Você é inteligente. Pare de tentar jogar futebol americano, porque você é péssimo nisso. Ou só desista, porque, se ela é popular, provavelmente não vai sair com você de qualquer maneira. A escolha é sua.

— Obrigado — agradeci, sincero. Ele tinha me chamado de inteligente. Aquilo sem dúvidas era um progresso.

— Tá bom, tá bom — resmungou ele. — Feche a porta, Maço de Tosqueira.

Deixei Steve em paz e voltei para o meu quarto, pensando sobre o que ele havia dito. Sentei em frente ao computador e me preparei para começar a escrever. Nessa hora, notei que havia recebido um e-mail do endereço aindaesperando@email.com. Ele dizia:

Nosso tempo está acabando.

— *Colega das Crianças das Estrelas*

Fiquei encarando o e-mail durante um tempo, então respondi *Quem é você?*, e aguardei. Demorou só um minuto.

Se você não sabe, não pode me ajudar.

CAPÍTULO 6

Todo mundo só falava sobre dois assuntos: o jogo e o baile. Taj estava andando todo arrogante, e Max passou o dia inteiro recebendo tapinhas nas costas e elogios de "ótima partida", até dos professores. Eu estava ainda mais invisível que o normal, e sabia que, segundo os conselhos de Steve, isso era um problema.

Eu precisava de mais visibilidade.

No almoço, todo mundo estava aglomerado conversando sobre o baile. Era a minha chance de falar com Raya. Dei um jeito de me espremer e sentei ao lado dela na enorme mesa comunal. Taj estava ocupado revivendo o jogo com Max.

— Olá — cumprimentei.

Ela deu um sorriso.

— Olá.

O refeitório era uma sala velha e feia com azulejos manchados e fileiras de bancos lotados. Havia sempre um cheiro de sanduíche de atum no ar, provavelmente porque Kevin comia um desses todo dia. Também era o lugar mais barulhento em que eu já estive, e tive que erguer a voz até mesmo para falar com Raya do meu lado.

— Tudo certo pro grande baile?

Ela revirou os olhos.

— Se eu tiver que conversar sobre isso mais uma vez, vou mudar de escola.

Dei uma risada.

— Concordo. Eu te vi na torcida no sábado. Você não costuma aparecer.

— Pois é — disse ela. — Fui contrariada. Taj me convidou.

Fiquei levemente tenso, meus olhos se voltando na direção dele.

— Faz sentido.

Nós dois ficamos em silêncio por um instante.

— Você fez um belo trabalho com o Gatorade.

— Obrigado — respondi. — É uma forma de arte, sabe. O trabalho mais importante, de longe.

Raya deu uma risadinha, balançando a cabeça.

— Certamente. Você vai ser fundamental durante os *play-offs*.

Por que eu estava falando sobre futebol americano mesmo? Lembrei do conselho de Steve: mostre que é inteligente.

— Mas então, o que você acha da nova política iraniana? Meio pragmática, né?

Ela franziu o rosto.

— De onde você tirou isso?

— Sei lá — respondi. — Só achei que você fosse se interessar. Não é como se eu pudesse conversar sobre essas coisas com outra pessoa, sabe? Achei que você fosse entender do assunto.

— Eu não sou iraniana — disse ela com a voz meio ríspida. — Sou indiana.

— Eu sei... Só quis dizer que...

Ela forçou um sorriso.

— Sem problema. Eu não curto muito política. Clara, o que você tá fazendo?

Raya deu as costas para mim, iniciando então uma conversa com Clara sobre sua calça jeans.

Mas que ótimo.

— Então sua mãe vai me buscar às sete? — perguntou Max durante a aula de história. Já era a terça-feira do baile.

— Vai — respondi. — Mas você sabe que começa às sete, não é?

Ele bufou.

— Quer mesmo chegar lá na hora?

— Não? — supus.

— Claro que não. Eu iria mais tarde até, mas só dura duas horas mesmo.

Ao fundo, o sr. Keats falava sobre a Constituição. Não havia ninguém prestando atenção. Percebi que Clara estava olhando de forma otimista para Max. Ela já havia recusado uns cinco convites na esperança de que ele ainda fosse convidá-la. Hoje ela estava igual a uma Barbie. Seu cabelo tinha cachos elaborados e sua pele parecia estranhamente macia e radiante.

Max a notou e desviou o olhar.

— Você vai dançar com ela hoje? — perguntei.

Ele deu de ombros.

— Quem sabe... Vamos ver o que acontece.

Tive que questionar:

— Você realmente não gosta dela? Quer dizer, ela é sem sal, grosseira e debochada...

Max ergueu as sobrancelhas.

— Ela é má — resumi. — Mas também é bonita.

Max parecia desconfortável. Ele ficava assim às vezes quando eu falava sobre a Clara.

— É, ela é gatinha — concordou ele. — Mas não faz meu tipo. Como você disse... ela é má.

— Não com você.

Ele me encarou.

— E por acaso ela já trocou duas palavras com você?

— Sim — respondi. — "Cadê Max?"

Ele segurou uma risada e se voltou para o quadro.

— Veremos. Você vai bem-vestido?

— Calça e camisa sociais — afirmei, subitamente alarmado por não termos discutido isso antes. — Você vai de calça jeans e tal?

— Minha mãe não deixaria. Tente não ir de camisa azul. Não precisamos ser gêmeos, além de um casal.

— Certo.

Segunda opção de camisa será, então.

Na saída da escola naquela tarde, Clara ficou fazendo hora por um tempão e Max simplesmente passou direto por ela. Raya me lançou um sorrisinho, e então eu vi Taj sorrir para ela de volta e me virei de costas rapidamente.

— A gente se vê de noite, Cadete Espacial — disse Max.

— Até mais — respondi, indo procurar Emma.

Era uma terça-feira. Teria que ser um bom dia, certo?

Eu demoro um bom tempo para me aprontar para eventos. Hoje precisava de fato pensar sobre minha roupa, o que não ajudava.

Estava com a página da *cosmopolitan.com* aberta no computador, assim como outros cinco sites de moda masculina.

Encarei o espelho, virando para a direita e para a esquerda e analisando meu reflexo minuciosamente. Azul era a minha cor, sem dúvidas. Combinava com meus olhos, que eram o elemento mais importante para as garotas, segundo a *cosmopolitan.com*. Porém, Max já havia escolhido a cor. Fiz uma careta e tirei a camisa azul, revirando meu armário.

Eu tinha somente cinco camisas sociais, sendo três delas azuis. Havia também uma preta e uma cinza-acastanhada.

Conferindo os sites de moda masculina, li que preto não estava muito na moda. Não havia nada escrito sobre cinza-acastanhado. Experimentei as duas camisas dez vezes e, por fim, optei pela cinza-acastanhada. Ela era fabulosamente neutra.

Minha mãe me inspecionou antes de sairmos, ajeitando meu cabelo com as mãos tensas.

— Está precisando de um corte — disse ela, prendendo minhas mechas loiras atrás das orelhas. — Você tem dormido bem? Tá com cara de doente. São esses círculos ao redor dos seus olhos. E você tá tão pálido. Parece um fantasma.

— Isso não tá ajudando.

Ela deu um passo para trás e sorriu.

— Mas você continua tão bonito. Tem certeza de que não quer ir de azul?

— Tenho.

Ela suspirou.

— Tudo bem. Vamos.

Minha mãe passou o caminho todo me dando dicas.

— Mulheres apreciam gentilezas, não importa o que digam. Ser educado é muito importante — afirmou ela. — Você tem que dançar. As garotas adoram um dançarino. Elas não gostam do cara que fica sozinho num canto.

Ela me lançou um olhar duro.

— E lembre-se: as meninas quietinhas num canto provavelmente querem dançar também. Não vá atrás só das mais bonitas.

Isso tudo estava sendo bastante aterrorizante, é claro, então apenas fiquei sentado em silêncio. Buscamos Max, e enquanto ele andava em direção ao carro, minha mãe virou-se para mim e disse:

— Tá vendo como ele fica bonito de azul?

Dei um suspiro.

— Oi, sra. Leigh — disse ele, entrando no carro. — Daniel, adorei a cor.

Paramos em frente à escola e minha mãe olhou para mim.

— Divirtam-se os dois. Tem certeza de que sua mãe vem buscar vocês dois na volta?

— Sim — respondeu Max. — Ela mal pode esperar pra me fazer todo tipo de pergunta.

Minha mãe deu uma risada.

— Com certeza. Agora vão. Vocês estão atrasados.

Saltamos do carro e seguimos para a porta da escola. É esquisito estar ali à noite. Dá um certo entusiasmo por algum motivo, visto que eu sempre penso que ela simplesmente não existe quando não estamos em aula.

Chegamos ao ginásio, entregamos nossos ingressos e entramos.

Foi então que tudo deu errado.

CAPÍTULO 7

Não tenho certeza se gosto da ideia de destino. Isso meio que significaria que não temos escolha. Ou que podemos fazer escolhas, mas elas ainda levariam ao mesmo fim. A ideia de escolhas me agrada, porque não é algo que costumo fazer com muita frequência. Certa ocasião, tentei não escovar os dentes o número correto de vezes. A maioria das pessoas provavelmente diria que isso é fácil, mas, para mim, era equivalente a me deitar nos trilhos de uma ferrovia e esperar o trem me atropelar. Eu podia escutar seu ronco e sabia que tinha a opção de me levantar, então me levantei. Afinal, por que eu ia querer ser atropelado por um trem? É claro que escovei os dentes e fui me deitar.

O baile parecia divertido. Era no ginásio, mas ele estava escuro o suficiente para todo mundo parecer mais ou menos igual, e havia várias luzes instaladas, esvoaçando como pássaros multicoloridos. A música estava alta e havia até algumas pessoas dançando. Entre elas, a sra. Lenner, que era bastante espalhafatosa e vestia roupas na cor amarela e laranja.

O diretor Frost observava tudo de um canto, parecendo inquieto.

Olhei em volta e notei que Raya já havia chegado. Ela estava linda de vestido. Nunca pensei que ela usasse vestidos. Aquele era roxo. Seu cabelo estava amarrado para trás, e acho que ela também usava *gloss* ou algo assim, porque sua boca brilhava.

— A Raya tá bonita — disse Max, parecendo perplexo.

— É — respondi, sem conseguir pensar em algo melhor.

— Recomponha-se, Cadete Espacial — disse ele. — Vamos achar os caras.

Fui seguindo Max, mas meus olhos não o acompanharam. Ficaram fixos em Raya. Nunca havia percebido o quanto eu gostava de roxo.

Ela me viu e deu um sorriso. Eu sorri de volta e virei de costas rapidamente. Que bom que estava escuro.

— E aí, Max? — disse Taj, vestindo uma camisa social branca apertada demais.

Como era possível ter tantos músculos?

— Tudo na paz — falou Max, parando ao seu lado e observando a multidão. — Galera boa.

Taj deu uma cutucada nele:

— Saca só a Clara.

Nós dois olhamos. Até eu fiquei impressionado.

Seus cachos loiros escorriam pelas costas inteiras, cobrindo o vestido azul-celeste.

— Uau.

— Uau mesmo — concordou Max, fazendo um leve aceno para ela. — Não sabia que isso aqui era o baile de formatura.

Taj deu uma risada.

— Você devia ir falar com ela.

— Quem sabe mais tarde — disse Max. — Vamos nos juntar ao pessoal.

— Te encontro depois — respondeu Taj. — Tom e eu estamos trabalhando em uns passinhos. "Billie Jean", cara.

Max deu uma risada e balançou a cabeça.

— Mal posso esperar.

Senti minhas bochechas ficando ainda mais quentes à medida que nos aproximávamos de Raya. Ela estava em pé ao lado de Ashley, e Clara apareceu quase instantaneamente, exibindo seus dentes brancos e reluzentes.

— Ei, Max — disse ela. — Adorei a camisa.

Ele sorriu.

— Você tá bonita. Parece uma princesa ou algo assim.

Achei que ela fosse desmaiar de tão feliz.

— É só uma roupa qualquer que achei no meu armário.

— Oi, Dani — disse Raya. — Adorei sua camisa também.

Max deu um sorriso malicioso. Eu ajeitei meu colarinho.

— É só uma roupa qualquer que achei no armário do meu pai.

Clara me dirigiu um olhar aborrecido e passou direto por mim para falar com Max, rindo de uma piada que ele ainda nem havia contado. Dei um passo na direção de Raya para sair do caminho.

— Oi — disse, nervoso. — Só queria pedir desculpas...

— Não — interrompeu ela. — Eu que tenho que me desculpar. Fui idiota. É só que eu sou, tipo... a única garota indiana da escola, e fico meio sensível com isso às vezes. Tá tudo bem.

— Que bom — afirmei. — Já tá se divertindo muito?

Raya revirou os olhos.

— Demais. Música alta e garotos olhando pra mim do outro lado do ginásio como se eu fosse atacá-los. Mas estou curtindo ver a sra. Lenner dançar. Esse provavelmente vai ser o destaque da minha noite.

— Se nossos pares não pararem de palhaçada — concordou Ashley, o par de Tom. — Vou ver se aquele idiota ainda pretende vir aqui hoje ou se vai ficar dançando num canto com o namorado.

Ela saiu enfurecida, deixando-nos, eu e Raya, sozinhos. Eu adorava bailes. Todo mundo ficava tão preocupado.

— E o seu par, como vai? — perguntou ela, olhando para o Max.

— Bem — respondi. — Quer dizer, minha mãe foi buscá-lo, e eu esqueci de levar um buquê, então não tão bem assim.

Ela deu uma risadinha.

— Melhor do que o meu. O irmão mais velho do Taj buscou a gente num Camaro e disse para ele se divertir, enquanto dava uma piscadinha pra mim. Quase vomitei.

— Teria sido péssimo para o Camaro.

— Pois é. Sua mãe que penteou seu cabelo?

Fiz uma pausa.

— Ela consertou. Eu penteei a maior parte, inicialmente.

Raya estendeu o braço e bagunçou meu cabelo um pouco. Aquele toque me arrepiou da cabeça aos pés.

— Tá arrumadinho demais. Gosto quando parece que você não dorme há uma semana porque estava escrevendo um romance.

Olhei rapidamente para ela.

— Como sabe que eu gosto de escrever?

— Porque você faz isso às vezes quando não tem ninguém olhando — disse ela, com um sorriso. — Ou pelo menos é o que eu pensei.

Essa foi a melhor interação da minha vida. Clara e Max se juntaram a nós novamente, mas meus braços não deixaram de ficar arrepiados por um segundo. Continuamos a conversar ali até Clara puxar Raya para ir ao banheiro.

— Quão feliz? — perguntou Max.
— Doze.
— Foi o que pensei. — Ele observou Clara desaparecer após entrar no banheiro. — Ela quer dançar.
— Então dance.
Max me encarou.
— Eu não gosto dela.
— Ela parece a Cinderela.
— Mas fala como a madrasta malvada.
Dei uma risada.
— Então não case com ela. Só dance junto e se comporte como o Príncipe Encantado.
— E se ela quiser sair num encontro ou algo assim?
— À meia-noite você desaparece.
Ele suspirou e se voltou para o banheiro.
— Tá bom.
— Tente se animar — encorajei. — E eu preciso ir ao banheiro também. Bebi cinco latas de refrigerante antes de vir.
— Por quê? — perguntou ele, rindo.
— Bebo quando estou nervoso — respondi. — Já volto.
Corri para o banheiro, praticamente deslizando pelo ginásio. Raya havia conversado comigo e tocado no meu cabelo. Ela sabia que eu gostava de escrever. Disse que gostava do meu cabelo bagunçado.

Meu cérebro estava tão atulhado que nem se preocupou com as linhas no chão. Pisei na linha central da quadra. Nunca piso nela. Ela é vermelha e altamente sinistra.

Estava quase chegando ao banheiro quando vi Sara sentada a uma mesa, acompanhada pela srta. Lecky. O cabelo preto de Sara estava cacheado, e ela vestia uma blusa verde e calça social. Estava simplesmente sentada ali e com os olhos vidrados enquanto a srta. Lecky digitava no celular. Talvez seus pais achassem que sair de casa fizesse bem a ela.

Nossos olhares se encontraram por um instante, mas dessa vez ela não falou nada. Apenas me observou.

Aquilo era inquietante, e eu senti seu olhar me seguindo até o banheiro. Mas, quando me virei, ela estava olhando para o nada de novo, as luzes brilhantes criando ilusões em seu rosto. Fiquei me perguntando por onde sua mente viajava quando ela encarava o nada.

Acho que me demorei no banheiro. Estava nervoso, portanto levei um tempo para fazer xixi, e depois fiquei consertando o cabelo durante cinco minutos para tentar deixá-lo com cara de bagunçado, o que eu sei que é irônico, porém existem certos tipos de bagunçado. Quando finalmente fiquei satisfeito com minha aparência de escritor exausto, saí do banheiro.

Congelei.

Raya estava na pista de dança com Taj. Obviamente, Ashley havia sido bem-sucedida em fazer os dois garotos darem atenção a elas, porque também estava lá dançando com Tom. Não só isso, Raya estava se divertindo. Ela ria e deixava Taj envolvê-la com um dos braços; depois os dois começaram a dançar juntinhos, e aí fizeram a dança da galinha ou algo assim. Em seguida, já estavam dançando juntinhos novamente.

Nunca a tinha visto rir daquele jeito. Quando ela ria comigo, era uma risada contida, sagaz. Sempre achei que sua risada fosse assim. Mas ali estava diferente. Era divertida e alta. Senti aquela dor no coração novamente. *Você não é bom o bastante. Você estragou tudo.* Minha barriga começou a doer, minha respiração parecia errada, minha pele ficou fria. Procurei Max, mas ele dançava com a Clara.

    Eu estava só.

    Consegui encontrar uma mesa no canto do ginásio. Havia tigelas com batata chips em todas elas. Sentei-me em uma mesa sozinho e senti um Choque. Movi a tigela de batatas. Então, dei um tapa em minha perna. Depois comecei a cruzar as pernas. Movi a tigela de batatas de novo. Os Choques ficaram mais fortes.

    Você moveu a tigela de batatas errado. Você vai se sentir assim para sempre. Raya nunca vai gostar de você, porque você é maluco. Você tem que mover a tigela de batatas.

    Minha barriga doía. Minhas mãos estavam frias. Queria fugir.

    Você deu o tapa errado. Sua barriga está doendo porque você vai morrer. Agora seu peito está doendo. Você vai morrer se não der mais tapas. Agora você tem que ir para casa. Mas precisa dar os tapas primeiro. Não oito vezes. Nem nove. Dez. Não, isso não pareceu certo. De volta para um. Não. Dois. Não. Três.

    Senti o suor se formando na testa. Quando entro no modo dos Choques, é difícil pensar ou sentir ou fazer qualquer coisa além de tentar me salvar do temor. Levantei-me, o suor escorrendo pelo rosto.

    Não estava mais me divertindo. Não queria estar ali.

    Comecei a andar para a porta de saída. Sara me observava de novo. Dessa vez, interessada.

    Contei meus passos. Evitei as linhas. Passei direto pelas mesas e não fiz nenhum contato visual. Meu corpo inteiro estava pegando fogo e congelando, e eu não conseguia respirar direito. Meu peito doía. Minha cabeça doía. Eu estava morrendo.

    — Daniel! — chamou alguém.

    Olhei para trás e era Raya, andando na minha direção. Queria sorrir e dizer algo inteligente, mas não podia.

— Aonde você vai? — perguntou ela. Mal fui capaz de ouvi-la.

— Para casa — afirmei, com esforço. — Não estou me sentindo bem.

Tentei escapar, mas ela segurou meu braço. Parecia preocupada.

— Você tá suando.

Puxei meu braço de volta.

— Eu sei. Foi a comida ou algo assim.

— Você parecia bem...

— Aconteceu rápido — interrompi. Ela aparentava estar tão distante. Eu estava me desconectando. O Grande Espaço estava aqui.

— Tem certeza? — perguntou ela. — Por que você não fica...

— Desculpa — respondi antes de correr para a porta. Eu a deixava para trás. Raya Singh. Mas ela já estava tão distante, de qualquer maneira. Eu não conseguia sentir mais nada. Estava passando pela porta quando vi o interruptor. *Choque.*

1. *Você nunca vai escapar do Grande Espaço a menos que ligue o interruptor.*
2. *O Grande Espaço está ainda pior que de costume. Não consigo sentir. Não consigo pensar. Estou sendo levado. Meu peito está doendo e eu vou morrer. Quero ficar normal de novo. Quero ir para casa.*
3. *Ligue o interruptor e você vai se sentir melhor.*

Meu cérebro racional tentou voltar à ativa. Eu sabia que o interruptor de luz não significava nada. Poderia deixá-lo em paz e ir para casa, nada mudaria. Mas em seguida meu cérebro racional começou a se desvanecer novamente, e eu não consegui pensar em mais nada, além de que ia morrer. E eu não queria morrer. Precisava dar um jeito nisso.

Então, para meu pavor, liguei o interruptor. As luzes se acenderam e todos ergueram o olhar. Eu não vi ninguém, na verdade, somente Sara. Ela estava sorrindo.

Desliguei o interruptor. Todos olhavam para mim. Raya parecia confusa.

Corri para fora da escola. Literalmente, corri. Não parei até estar bem longe e Max não poder me encontrar. Andei para casa na escuridão com as mãos nos bolsos e lágrimas escorrendo pelo rosto. Ainda estava no Grande Espaço, porém dessa vez eu sentia o medo.

Um medo real.

Tinha acabado de acender as luzes na frente da escola inteira. Havia perdido o pouco controle que me restava.

Meu medo começou a se transformar em raiva. Não queria ir para casa e fazer o Ritual. Não queria gastar três horas me preparando para dormir. Só queria ser como Max e Taj e os outros adolescentes.

Não queria ser maluco.

Chegando em casa, entrei de fininho. Meu pai estava no porão, e minha mãe, assistindo TV em seu quarto. A casa estava em silêncio. Tirei os sapatos com as bochechas ainda quentes das lágrimas. Estava furioso.

Queria desesperadamente não fazer o Ritual, mas não fui capaz. Acabei caminhando cento e quarenta e nove passos entre o quarto e o banheiro, implorando silenciosamente para parar e tremendo e tentando ir me deitar, antes de virar as costas e repetir o processo. Quando ouvi um movimento da minha mãe, finalmente alcancei o banheiro. Escovei os dentes até minha gengiva sangrar, e continuei até a pasta de dente ficar vermelha. Minhas mãos tremiam, mas eu não podia parar. Se parasse, morreria. Não iria acordar. Usei dois rolos de papel higiênico e entupi o vaso. Senti meu rosto se contorcendo e as lágrimas se derramando enquanto usava o desentupidor. Lavei as mãos até ficarem rosas e a pele parecer que estava descascando. Ouvi mais movimentação no quarto dos meus pais e congelei. Voltei correndo para meu quarto e acendi e apaguei a luz. Minha cara estava encharcada de suor e lágrimas. Às vezes pensava que seria melhor se eu não acordasse mesmo, mas então ficava assustado e mexia no interruptor de novo. Fiquei nisso durante horas. Chorei o tempo inteiro, meu corpo estirado com a dor, e eu gritando em silêncio e caindo de joelhos, pensando de vez em quando que não conseguiria mais suportar isso. Que seria mais fácil se eu morresse. Mas tinha medo da morte. Tinha medo de tudo.

Fiz o Ritual inteiro em perfeito silêncio. Quando meu pai foi se deitar, eu apaguei a luz e subi na cama. Ele colocou a cabeça para dentro do quarto.

— Como foi o baile?

— OK — respondi. Cobri minha cabeça com o lençol. Não podia deixá-lo me ver.

Ele hesitou.

— Escutei você andando pela casa. Está tudo bem?

Fiquei aliviado pelo lençol estar cobrindo meu rosto.

— Sim. Desculpa. Eu só... tive um probleminha no estômago. Tá tudo bem agora.

— Que bom — disse ele, parecendo pouco convencido. — Bem, bom descanso. Podemos conversar de manhã.

Quando a porta do quarto se fechou, eu recomecei. Liguei e desliguei o interruptor até minha mão ficar dormente. Aquilo já não era mais consertável. Os números estavam errados. Tudo estava errado.

É claro que eu nunca poderia sair com a Raya. E não era por ser o *kicker* reserva ou ter braços de palito.

Eu nunca poderia sair com ela porque era maluco. E tinha medo.

Fiquei deitado na cama até meus olhos pesarem e a escuridão me levar.

CAPÍTULO 8

As manhãs costumam ser meu horário preferido do dia. Eu me sinto revigorado. O Grande Espaço normalmente já se foi, e durante alguns segundos estou cansado demais para pensar sobre Choques. Dá quase uma sensação de paz. Mas hoje acordei e só desejei que o sol desaparecesse. Não estava pronto para voltar à escola. Não queria encarar as outras pessoas depois da noite anterior. Era Halloween, fato que eu quase havia esquecido. Alguns alunos iriam fantasiados para a escola; talvez eu pudesse usar uma máscara. Mas máscaras não são permitidas lá. Seria conveniente demais.

Fiquei deitado durante um tempo, pensando no meu livro. Hoje eu queria acordar e ser o único ser humano na Terra.

Eu me perguntei se parte de mim sempre desejou isso.

Depois de rolar para fora da cama, vesti um casaco com capuz e um jeans desbotado, enfiei as mãos nos bolsos e desci as escadas. Já era uma daquelas manhãs em que parece que você comeu algo podre, que fica se revirando no seu estômago como um bando de enguias. E não do tipo *unagi*.

Emma estava me esperando à mesa, comendo sozinha e lendo o jornal. Era a única criança de nove anos que eu conhecia que lia o jornal. Ela o baixou e exibiu um sorriso. Também não estava fantasiada. Emma não costumava participar do que chamava de "feriados comerciais".

— Como foi? — perguntou ela, entusiasmada.

— OK — murmurei enquanto servia meu cereal.

Ela me observou até eu me sentar.

— Você tá mentindo. O que aconteceu?

— Nada.

— Você beijou a Raya?

— Não.

— Você tentou dançar e passou vergonha?

Olhei para ela de cara feia.

— Eu não dancei.

— Mas passou vergonha.

Refleti sobre aquilo por um momento, então enfiei a colher no cereal.

— Talvez.

— Mas que surpresa — disse Steve, se intrometendo após entrar na cozinha se arrastando e pegar um shake de proteína. — Você tentou dançar?

Descansei minha colher.

— Por que todo mundo supõe que dançar me faria passar vergonha?

Steve deu um gole e me encarou.

— Tem a ver com aquela garota?

— Tem.

Ele trocou um olhar entendido com Emma.

— Ela estava com outra pessoa.

— Sim — murmurei. — Mas eu já sabia disso antes. Só não esperava... que ela estivesse tão feliz.

Emma franziu a testa.

— Mas não é pra isso que as pessoas dançam?

Steve pegou mais uma bebida e me deu um raro tapinha no ombro.

— Levanta a cabeça. Ninguém gosta de um coitado.

Com isso, ele subiu as escadas e eu simplesmente suspirei e olhei para Emma.

— Ele devia ser psicólogo.

Max correu até mim assim que cheguei no pátio. Parecia preocupado.

— O que aconteceu com você ontem? Te mandei mensagem, mas...

Dei de ombros, tentando parecer casual.

— Só não estava me sentindo muito bem. Nada de mais. Como foi o resto da noite?

Max não pareceu acreditar, mas por fim abriu um grande sorriso.

— Bem legal. Taj e Tom fizeram uma coreografia completa.

— Aposto que foi um sucesso — falei, sombriamente.

Ele obviamente detectou a mudança na minha voz. Olhou rapidamente para o grupo atrás, onde Raya e Clara estavam conversando. As duas continuavam com o cabelo arrumado, mas de volta em suas roupas comuns. Pelo visto, ninguém do oitavo ano havia se fantasiado. Que bom que não vesti minha roupa de Luke Skywalker.

— Eles não estão saindo juntos nem nada — falou Max.

— Não importa — respondi. — Ela gosta dele. E sejamos honestos: ela nunca ficaria a fim de mim.

— Por que não?

Revirei os olhos.

— Porque eu sou eu. Um zé-ninguém. Meu irmão tem razão. Eu pareço um cotonete usado.

Max deu uma risada.

— Essa é muito boa.

— É — falei, virando para a porta. — Preciso ir no banheiro.

— Tava brincando — disse ele.

— Tranquilo. Só preciso fazer xixi.

— Dani?

Olhei para trás e vi que Max estava um pouco inquieto, claramente desconfortável.

— O que foi aquele negócio com a luz?

Fiz uma pausa.

— Achei que tivesse deixado uma coisa cair. Só quis dar uma olhada rápida.

— Ah — disse Max. — Beleza. A gente se vê na aula.

— Tá bom.

Larguei ele sozinho e entrei no banheiro, sentindo meus olhos arderem com a pressão. Não sei explicar, mas senti como se estivesse prestes a irromper em lágrimas. Queria contar ao Max, mas não podia. Queria dizer que liguei o interruptor porque precisava. E que hoje estava cansado porque fiquei horas tremendo e chorando e gritando em silêncio na escuridão. E que tinha ido embora porque Raya nunca iria gostar de mim e eu não sabia como consertar isso. Não sabia como consertar nada.

Estava no corredor quando vi Sara sendo deixada na porta da escola. Sua mãe estava ali, observando pela janela aberta de seu Lexus.

Sara entrou sem se despedir e começou a caminhar na direção da secretaria. Acho que ela ficava sentada lá até sua monitora aparecer. Mas, desta vez, ela me viu e parou. A luz do sol iluminou a porta atrás dela como um holofote.

— Você veio — disse ela.

Olhei se havia alguém atrás de mim.

— Ahn... sim — respondi. — Não deveria ter vindo?

Ela deu de ombros.

— Achei que fosse ficar em casa. Você parecia aborrecido. Por causa da Raya.

— Como você sabe disso?

Sara sorriu.

— Eu tenho olhos, sabia?

— Ah. Certo. Acho que era óbvio, então.

— Mais ou menos. Eu também fico te observando.

Congelei. Isso não era o tipo de coisa que se falava para alguém. E também não era o tipo de coisa para a qual havia uma resposta. Seus olhos verdes e penetrantes encontraram os meus, e eu desviei o olhar.

— Você... o quê?

Ela não fez o mesmo.

— Eu fico te observando às vezes. Você é muito interessante, sabe.

Senti um arrepio percorrendo meus braços, como se alguém estivesse deslizando as pontas dos dedos por eles, encostando de leve nos pelos. Aquilo fez minha coluna se endireitar toda por conta própria. Nessa hora, outra coisa me veio à mente.

— Foi você quem deixou aquele bilhete na minha mochila?

— Demorou pra você perceber — disse ela.

Franzi o rosto.

— Então... você é uma Criança das Estrelas?

Sara sorriu e ergueu o braço. Pela primeira vez, reparei em sua pulseira: os pingentes eram estrelinhas. Havia alguns tipos diferentes; sete, no total.

— Claramente — respondeu ela. — Que nem você.

— O quê?

Ela balançou a cabeça.

— Você nem faz ideia do que é, não é mesmo?

— Pelo visto, não.

— Basta esperar um pouco. — Ela olhou para a secretaria. — Você concorda ou não?

Cocei a testa. Conversar com ela era como correr uma maratona.

— Concordo com o quê?

Sara deu um suspiro.

— Esperava que fosse mais inteligente. Talvez você seja mais de pensar do que de falar. Difícil dizer. Você claramente pensa muito, mas sobre o quê, não faço ideia. Concorda em me ajudar, é óbvio.

Hesitei, incerto sobre o que dizer.

— Hum... claro.

Ela abriu um enorme sorriso.

— Excelente. Me encontre depois da escola. E nem venha me dizer que tem futebol americano. Nós dois sabemos que você não joga.

Ela começou a andar para a secretaria, mas eu finalmente me recuperei da confusão:

— No que eu vou te ajudar?

Ela parou e olhou para mim com a expressão vazia.

— Nós vamos encontrar meu pai.

CAPÍTULO 9

Uma hora depois eu estava escrevendo na sala de aula, tentando não pensar sobre minha discussão com Sara Malvern.

Daniel correu para dentro, fechando a porta por onde havia entrado. Ficou em pé ali de costas para a porta, tentando compreender o que tinha visto. Aquela forma. Ela quase era humana. Quase.

Tudo havia começado com o interruptor. Seu pai lhe dissera um milhão de vezes para ficar longe do sótão, mas ele não pôde resistir. No dia anterior, finalmente subiu até lá, entrando silenciosamente pelo alçapão no closet de seus pais e passando com cuidado pelas pilhas de equipamentos. Ali, solitário no meio do cômodo, havia um computador conectado a diversas fileiras de servidores. Estava em silêncio, coberto de poeira e abandonado na escuridão. Mas qual seria sua função?

Ele viu o interruptor pouco tempo depois. Estava na lateral de um painel de controle em forma de caixa, ao lado do computador, conectado por cabos ao sistema inteiro. Soube na mesma hora que não deveria tocá-lo.

Eu me encostei na cadeira por um segundo olhando fixamente para o caderno. Sempre que eu escrevia, a história meio que desenrolava sozinha. Eu não organizava a trama ou pensava à frente, nada disso. Era como ler um livro escrito especialmente para mim. Mas agora o Daniel do livro se encontrava em uma situação que eu conhecia muito bem. Deveria ligar o interruptor? Ele não precisava fazer isso, é claro. Não tinha Choques e não era maluco, podia fazer o que quisesse. Mas o Daniel da história era corajoso e inteligente, e aventureiro. Não tinha medo de nada. Acho que ele iria *querer* ligar o interruptor.

Sua curiosidade era irresistível. Ele precisava descobrir o que o computador fazia.

Hesitante, estendeu o braço e, então, ligou o interruptor. A tela do computador acendeu e lâmpadas vermelhas e verdes iluminaram os servidores. Na tela, surgiu uma mensagem:

INICIALIZAR MUDANÇA ESPACIAL? S/N

Daniel encarou a tela, as letras verdes contra o fundo preto. Sua mão se moveu por conta própria. Seu dedo encontrou o *S*. Queria saber o que o computador faria em seguida. O quão perigoso poderia ser um computador em seu sótão? Apertou a tecla.

INICIALIZANDO.

E foi isso. Ele ficou ali durante alguns minutos, aguardando algo acontecer. Mas o computador permaneceu em silêncio, e Daniel enfim desistiu. Voltou do sótão sorrateiramente, decepcionado. Tratava-se apenas de um computador velho, nada mais.

Ou era o que pensava. Parado de costas para a porta naquele instante, lembrou-se de que não havia retornado o interruptor à sua posição original.

Daniel correu escadaria acima, puxou a corda do alçapão e subiu a escada o mais rápido possível. Foi direto para o computador. A tela dizia:

PROCESSO CONCLUÍDO.

Sentou-se e apertou a tecla *N*. Nada. Apertou ESC. Deparou-se com mais uma mensagem:

NÃO É POSSÍVEL REVERTER O PROCESSO NESTA ESTAÇÃO.

— Que processo? — sussurrou ele.
Revirou os papéis em cima da mesa. No desespero, desligou o interruptor. A tela apagou. Mas era tarde demais.
Um papel foi impresso e caiu no chão. Nele estava escrito:

Estação nº 9
Por favor, supervisione o terminal de acesso de 05/03/14–05/03/15.
Entrar em contato com QG em caso de problemas.
Saudações,
Charles Oliver
214-054-2012

Daniel abaixou o papel. Precisava fazer uma ligação.

Fechei o meu caderno, torcendo para que ninguém reparasse. Não costumava escrever muito na escola, mas, às vezes, quando ficava entediado, continuava a história em um caderno que mantinha escondido. Provavelmente ninguém entenderia nada se lesse, de qualquer maneira. Minha caligrafia parecia hieróglifos egípcios.

A aula era de literatura, então senti que estava participando, de certa forma. Estávamos tendo um debate sobre *O senhor das moscas*, que eu já havia lido antes.

Assim que parei de escrever, comecei a pensar em Sara novamente. Ainda não estava certo se iria encontrá-la. Quero dizer, de fato eu tinha treino de futebol americano, e meu pai sempre dizia que faltar aos compromissos era ruim, mesmo sem ninguém perceber.

Mas Sara estava me pedindo para ajudar a encontrar seu pai. Como eu poderia simplesmente ignorar isso?

— Você tá bem? — sussurrou Max.

— Sim — respondi. — Só pensando.

— Nos *play-offs*? Duas semanas, cara.

Soltei uma bufada.

— Isso. Exatamente.

Ele acenou a cabeça em concordância.

— Eu também. Portsmith é uma boa equipe. A melhor que enfrentamos nessa temporada. Vai ser dureza.

— A gente precisa muito trabalhar a sua noção de sarcasmo.

Max sorriu e voltou-se de frente para a aula.

— A Raya tá triste, sabia?

Endireitei-me na cadeira:

— Como assim?

— Ela não disse nada, mas eu reparei. Ficou olhando pra você de manhã, quando você chegou.

Voltei meus olhos para ela, que estava fazendo anotações enquanto o sr. Keats falava.

— Por que ela estaria triste?
— Provavelmente porque sabe que você gosta dela.
Olhei para Max com incredulidade.
— Você não fez isso.
— Não precisei. Você solta fogos de artifício quando ela te olha.
— Que ótimo — murmurei. — Como se eu já não estivesse envergonhado o suficiente.
— Sei de uma coisa que vai te deixar melhor.
— O quê?
Max abriu um sorriso.
— Taj me contou que tentou dar um beijo de boa noite nela.
— Como é que isso vai me deixar melhor?
Ele deu de ombros.
— Ela disse *não* e deu um abraço nele.
Meu sorriso brotou antes que eu pudesse contê-lo. Max deu uma risada.
— Tá melhor?
— Um pouco.

Sara estava me aguardando em frente à porta da escola, do lado de dentro, sozinha. Após uma olhadela para os dois lados, me apressei para encontrá-la. Ela parecia estranhamente solene, observando o estacionamento e enrolando seus cabelos pretos em torno de um dedo.
— Oi — cumprimentei.
Ela deu um salto.
— Oi — respondeu. — Não achei que você fosse aparecer.
— Então por que me esperou?

— Isso se chama fé — disse ela. — O que se pensa não importa. Só o que se faz.

Fiz uma pausa.

— Cadê sua monitora? E sua mãe?

— Eu disse à srta. Lecky que minha mãe viria me buscar, como sempre, e disse à minha mãe que iria ficar depois da aula na escola pra fazer um trabalho extra com minha monitora — explicou ela.

— Agora, precisamos de um quartel-general.

Esfreguei minhas mãos, ansioso.

— Você não, tipo... nunca fala?

Ela sorriu. Era um sorriso caloroso, mas que não alterava a expressão dos seus olhos.

— Não com pessoas normais. Felizmente, você não é normal.

— Obrigado... — respondi. — É... quartel-general... Podemos usar minha casa, eu acho.

— Ótimo. Você pode dizer à sua mãe que sou sua namorada. Prefiro que nossa investigação permaneça em segredo.

— Por quê?

— Porque minha mãe e o namorado dela me pediram pra parar de investigar. Porque meu pai deixou um bilhete dizendo para não irem atrás dele. E porque acho que ele foi assassinado pelo namorado da minha mãe.

Meus olhos se arregalaram.

— Assassinado?

— Mas é claro que espero estar enganada — disse ela. — Vamos?

— OK, me siga.

— Eu sei onde você mora.

Cocei minha testa novamente.

— É óbvio. Acho que eu vou te seguir então.
Ela me encarou com um olhar sério.
— Trabalho em equipe, Daniel. Vamos andar um ao lado do outro.
Com isso, ela se virou e saiu pela porta. Eu me apressei para acompanhá-la.
Sara caminhava com determinação. Havia se transformado em uma garota completamente diferente de uma hora para outra: centrada e astuta. Tive que andar quase correndo para manter seu ritmo em nossa marcha até minha casa, pelas ruas expostas ao vento de outubro.
— Você deve ter algumas perguntas — disse ela.
— Nem sei por onde começar.
Ela se voltou para mim e abriu um sorriso.
— Do início.
— Certo — pronunciei, lentamente. — Por que você acha que eu sou uma Criança das Estrelas?
Sara gargalhou, alto o suficiente para me dar um susto. Foi como uma explosão de energia reprimida.
— Acho que esse é um bom lugar pra começar — disse ela. — Você se considera diferente, Daniel Leigh?
Refleti sobre aquilo por um momento. É claro que eu era diferente; a maioria das pessoas não tenta se manter viva apertando interruptores e evitando certos números. Mas não queria entrar nessa questão.
— Assim... Eu me considero bem normal.
Ela sorriu mais uma vez, quase condescendente.
— OK. Você também é muito inteligente, certo?
— Acho que sim...

— Você fazia parte do programa para crianças superdotadas — afirmou ela. — Arriscaria dizer que nunca tirou uma nota menor do que 9, não é?

— Em matemática.

Sara assentiu, balançando a cabeça.

— Você é um artesão da palavra. Um poeta. Uma alma perdida. Escreve quando ninguém está olhando e finge que se encaixa com os outros adolescentes, mas não é verdade. Você também é um tocador. Sua mente é distinta.

Estava tentando acompanhá-la, mas era quase impossível.

— E quanto a você? — perguntei.

Ela deu de ombros.

— Eu tenho memória fotográfica. Diga um número da tabela periódica.

— Vinte e nove.

— Símbolo: Cu. Cobre. Um metal de transição vizinho do níquel e do zinco. Consigo recitar pi até o centésimo algarismo. Lembro que te vi pela primeira vez andando no corredor da escola, com sete anos. Estava usando uma calça tactel e uma camiseta com o logo de *Guerra nas Estrelas*. Tinha meio que um *mullet* e muitas sardas. Lembro dos seus olhos... Eram muito azuis. Olhei na sua direção, mas você não notou. Tive a impressão de que você era familiar, mas agora sei que é porque você é uma Criança das Estrelas, como eu.

Eu só me deixei caminhar ao seu lado enquanto ela discursava, sentindo os arrepios percorrerem meu corpo como aquelas suaves pontas de dedos. Sara tinha um jeito de falar que me afetava. Sentia suas palavras da minha nuca até os dedos dos pés.

— Para alguém ser uma Criança das Estrelas é preciso mais alguma coisa?

Ela voltou a observar a rua.

— Não vou entrar em todos os detalhes. Basicamente, existe uma variação especial de DNA passada hereditariamente desde a história antiga. De vez em quando, ela resulta em uma Criança das Estrelas, uma pessoa especialmente inteligente e de coração puro. Elas também podem ser um pouco... excêntricas. Como eu.

Hesitei.

— O que é... quer dizer... tem algo de errado com você? Medicamente? — Fiquei vermelho de vergonha. — Eu me expressei mal. É só que, com a monitora e isso de não falar, agora você parece normal...

— Não tem problema — interrompeu Sara. — Eu tenho transtorno de ansiedade generalizada, transtorno bipolar, esquizofrenia moderada e depressão. — Ela deu de ombros. — Foi isso que diagnosticaram, pelo menos.

Sara parou de andar e olhou para mim.

— Portanto, sou comprovadamente maluca, e tomo cinco comprimidos toda noite. Mas eu pareço normal agora porque sou mesmo. Considerando o que somos.

Viramos na minha rua e eu a acompanhei até em casa, pensando em como iria apresentá-la à minha mãe. Isso não seria nada bom.

— Por que elas são chamadas de Crianças das Estrelas? — perguntei.

— Porque esse DNA é alienígena — disse ela. — Você não é totalmente humano, Daniel Leigh.

Olhei para Sara, franzindo o rosto, e abri a porta de casa. Minha mãe apareceu ao dobrar uma quina, mas parou no mesmo lugar.

— Ah — disse ela. — Olá.

— Oi — respondi. — É... essa é minha...

Sara lançou um olhar enfático para mim.

— Amiga da escola — completei. — Estamos fazendo um trabalho juntos.

Ela estreitou os olhos, mas em seguida sorriu para minha mãe e assentiu. Claramente, havia voltado a não falar. Minha mãe pareceu desconfiada, mas gesticulou para entrarmos.

— Prazer em conhecê-la — disse ela. — Posso pegar alguma coisa para vocês?

— Não — respondi. — Vamos ficar lá em cima.

Minha mãe ergueu as sobrancelhas, e eu dei um suspiro. Ela sempre brigava com Steve para ele deixar a porta do quarto aberta quando recebia a namorada.

— Vou deixar a porta aberta.

Subimos com pressa. Sara deu uma risadinha atrás de mim.

— Ela acha que a gente vai se pegar ou algo assim?

— Não sei — respondi. — Acho que sim.

— Nos seus sonhos.

De cara fechada, levei Sara até meu quarto e fiz sinal para que se sentasse à mesa. Ela passou direto e se jogou na minha cama. Então deu um tapinha no lugar ao seu lado.

— Anda logo — ordenou ela. — Tenho que estar em casa às cinco.

Sentei-me ao seu lado e ela e abriu a mochila.

— Agora preciso te inteirar sobre algumas coisas.

Da mochila, Sara tirou uma foto de um homem corpulento e de cabelo preto curto. Ele exibia um sorriso caloroso. Reconheci os olhos, no entanto, verdes e estranhamente embaçados.

— Este é meu pai — contou ela. — Thomas Malvern. Especialista em lixo municipal.

— Ele era gari?
Sara olhou feio para mim.
— Especialista em lixo municipal. Enfim, ele desapareceu faz um ano e um mês. — Ela pegou uma carta escrita em tinta preta.
— Deixou isso no meu quarto.
Apanhei o bilhete.

Querida Sara,
Sinto muito estar indo embora sem me despedir. Seria sofrido demais lhe contar pessoalmente... Espero que você me perdoe. Tive que ir, simplesmente; a situação não está boa com sua mãe e chegou a hora de partir. Não sei para onde estou indo, e não sei se será possível entrar em contato com você de lá. Tentarei escrever. Nunca fui o melhor pai, mas tentei. Você era a coisa mais importante do mundo para mim e eu te amo muito. Não me procure, minha querida Sara. Cuide bem da sua mãe.
Com amor,
Papai

Olhei para Sara.
— Sinto muito.
Ela pegou a carta e a expôs em cima da cama.
— Não temos tempo pra lamentar.
— Isso parece meio... óbvio — afirmei. — Ele foi embora.
Ela ergueu o dedo indicador.
— Mas aqui está o problema: meu pai não era de escrever. Cartas, diários, nem mesmo bilhetes. Porém, uma vez ele escreveu um cheque que nunca enviou pelo correio.
Sara exibiu o cheque. Era destinado à companhia de luz.

— E daí? — perguntei.

— A letra, Daniel.

Li com atenção. A caligrafia era similar à da carta, mas havia algumas diferenças claras. As curvas das letras não eram iguais e a escrita era menor na carta.

— Talvez ele estivesse com pressa?

— Não — disse ela, baixinho. — Eu não acho que ele a tenha escrito. Acho que foi o namorado da minha mãe.

Franzi a testa.

— Você tem alguma amostra da escrita dele?

Sara balançou a cabeça e deu um tapinha na minha perna.

— Não — afirmou ela. — É aí que você entra.

— Como é que é?

Ela sorriu.

— Você vai até a casa dele amanhã e diz que o jornal local está promovendo um concurso. Ele só precisa escrever o nome e endereço num pedaço de papel, e teremos nossa prova.

— Mas...

Sara pegou uma folha de papel que certamente havia imprimido na escola. O texto dizia:

Concurso do Expresso de Erie Hills
Ganhe duas passagens para a Flórida! Estadia de cinco noites no fantástico Coco Beach Tropicana com tudo incluso. Por favor, escreva seu nome e endereço abaixo e você receberá uma notificação do resultado na próxima semana!

Até o logo do jornal estava ali. Parecia algo realmente oficial.

— Certo — murmurei.

Sara pegou minha mão e olhou para mim.

— Você pode me ajudar, Daniel?

O contato de sua pele enviou uma descarga elétrica pelo meu braço. Nenhuma garota jamais havia segurado minha mão.

— Com certeza — respondi. — Por que não?

— Obrigada. Você vai sair para doces e travessuras hoje?

— Não.

— Ótimo. Então, estava pensando que a gente podia analisar notícias de desaparecimentos...

Meu celular tocou e eu o tirei do bolso. Era o Max.

— Alô?

— Cadê você? O treinador Clemons tá furioso. É melhor você aparecer aqui amanhã...

— Por que ele se importa? — respondi. — Eu não jogo.

— Agora joga, sim — afirmou ele. — O Kevin machucou o joelho no treino. Você vai jogar na próxima partida.

Senti todo meu peso desabar sobre meus pés.

— O quê?

— Você vai jogar — repetiu Max. — O Clemons vai fazer um treino especial de chute amanhã. Prepare-se, parceiro. Esse é o momento que você esperava. — Ele fez uma pausa. — Não estrague tudo.

Max desligou e Sara olhou para mim com um sorriso.

— Você vai ter uma semana e tanto — disse ela.

CAPÍTULO 10

— Então — disse minha mãe durante o jantar, com um enorme sorriso —, quem é essa sua amiga da escola?

Levantei o olhar do espaguete.

— Sara.

Emma estava me encarando, muito interessada, e até Steve olhou de relance para mim.

— E como você a conheceu?

Franzi o rosto.

— Na escola.

— Você tem uma namorada? — perguntou Emma, inclinando-se para frente.

— Não.

Retornei ao meu espaguete, desejando terminar a refeição e sair dali o mais rápido possível. Minha mãe me faria perguntas pelo resto da noite, se pudesse. Ela era uma interrogadora notória.

— Pensei que você estivesse atrás de uma tal de Raya? — perguntou Steve.

Senti minhas bochechas arderem.

— Não estou atrás de ninguém.
— Que surpresa — respondeu ele.
— Ela era bonitinha — disse minha mãe, intrometendo-se. — Calada. Ela é tímida?
— Sim — afirmei. — Muito tímida.

Sara tinha ido embora pouco depois da ligação, provavelmente percebendo que eu estava distraído. Eu não sabia o que era mais aterrorizante: investigar um possível assassinato ou ter que jogar futebol americano. A combinação não era nada agradável.

— Vá até a casa dele amanhã depois do treino — dissera ela.
— Ele mora em Selkirk Lane, número 17. Chama-se John. Depois me encontre às cinco e meia na porta da minha casa com um relatório. Moro em Janewood Drive, 52.
— Mas...
— Eu anotei todas as informações pra você. Estão na cama. — Sara olhara para mim. — A gente vai pegar o John pelo que ele fez. E depois nos preocupamos com o que virá em seguida. Temos muito a fazer.

Sara havia descido a escada e saído sem mais nenhuma palavra, e eu ficara ali me perguntando o que tinha acabado de acontecer.

— Ela parecia familiar — falou Emma. — Qual é mesmo o nome dela...
— Vou ter que jogar a próxima partida — interrompi. Era a única maneira de mudar o assunto.

Steve descansou seu garfo.
— O quê?
— Eu vou jogar — murmurei. — Kevin se machucou. Sou o *kicker* titular agora.

Steve parecia prestes a passar mal. Ele fora jogador do Erie Hills Elephants e seguia apaixonado pelo time.

— Eles não têm outro reserva? — perguntou.

— Valeu.

Até minha mãe parecia preocupada.

— Não são os *play-offs*?

— Sim.

Steve balançou a cabeça.

— Me dói sugerir isso, mas talvez a gente devesse fazer uns treinos extras. Posso segurar a bola se você quiser praticar uns chutes essa semana.

Fiquei impressionado com o fato de Steve estar realmente disposto a passar tempo comigo, mesmo sendo mais pelo seu amor ao esporte do que por mim. Mas a ideia de futebol americano extra foi suficiente para fazer meu estômago revirar.

— Valeu — agradeci. — Mas estamos treinando bastante. Vai dar tudo certo.

Minha mãe forçou um sorriso.

— Seu pai vai ficar empolgado.

Dei um suspiro.

— Vai.

Logo depois das nove horas, meu pai entrou no meu quarto com um enorme sorriso.

— Soube da notícia.

Tirei os olhos do computador, bloqueando a tela.

— Pois é.

— Você vai se sair bem — disse ele, sorrindo por debaixo do bigode. — Só precisa ficar calmo. — Deu uma batidinha na porta e saiu andando pelo corredor, claramente satisfeito. — Vai ser um bom jogo!

Voltei-me para o computador. Ele ia se decepcionar bastante.

Daniel apanhou seu telefone, mas a chamada foi para o correio de voz.

"Você ligou para Charles Oliver. Deixe sua mensagem."

Ele ficou parado ali por um instante, pensando no que faria em seguida. Precisava encontrar a casa de Charles Oliver. Talvez houvesse outra estação. Talvez ainda houvesse uma maneira de salvar a humanidade.

Fez uma busca por Charles Oliver no Google, mas o nome era comum demais para fornecer qualquer resultado útil. Tentou buscar pelo número do telefone.

Ele era de Nova York. Dez horas viajando de carro, fácil. Daniel procurou por "Charles Oliver" nas páginas amarelas de Nova York e encontrou onze resultados para "C. Oliver". Já era um bom começo. Olhando para onde a luz do sol se esgueirava por entre as cortinas, ele se lembrou da forma que vira entre as duas casas. Alta e escura como a noite. Veloz como uma sombra. E estranha e sinistramente humana.

Se Daniel quisesse chegar a Nova York, precisaria dirigir.

Preparou um kit de sobrevivência: seu laptop, o carregador, garrafas d'água, barrinhas de granola e uma foto de sua família, caso se sentisse solitário. Estava terminando de guardar o kit quando um barulho familiar partiu a casa ao meio e quase o fez cair para trás.

Havia alguém batendo à porta.

Terminei essa página e me recostei. Já sabia quem seria.

Os olhares começaram assim que cheguei à escola. Taj e os demais ficaram me observando enquanto me aproximava do grupo deles na quadra de basquete, como se esperassem que eu tivesse ficado mais atlético da noite para o dia de alguma forma. Sei o que você deve estar pensando, que o *kicker* não precisa ser tão atlético assim, mas não é verdade. O *kicker* é extremamente importante. Inclusive, meu pai frequentemente dizia que o *kicker* é quase sempre o maior pontuador da equipe e que, quando faltam poucos segundos para o término da partida, é do *kicker* que todos dependem. São eles os verdadeiros jogadores sob pressão. Tudo isso não me ajudava em nada, é claro, e eu sentia que estava prestes a vomitar.

— Bom dia — disse Max, cutucando meu braço. — Pronto pro treino de hoje à noite? A linha completa estará lá, e o *long snapper* também. Eu pedi pra segurar a bola pra você. O que acha?

— Tá bom, claro — murmurei. — Você não quer chutar também não?

Max riu.

— Vai dar tudo certo. Isso vai ser bom pra você. Mas treine pesado. Esse jogo é importante, cara.

— Valeu, parceiro.

Taj e os outros se aproximaram me encarando com ceticismo.

— Onde é que você estava ontem? — perguntou Taj.

— Ahn... Tinha uma consulta. No médico.

— Bem, vê se aparece hoje. Não queremos nenhum chute avacalhado.

Raya olhou para mim.

— Deixem o menino em paz. Ele vai se sair bem.

Fiquei meio ressentido com o termo "menino", mas pelo menos ela estava me defendendo. Os garotos começaram a conversar entre si, e Raya entrou na frente deles.

— Qual é o seu nível de pânico agora? — perguntou ela.

— Alto.

Raya deu uma risada.

— Imaginei. Escute, vai dar tudo certo. Eu te vi ontem de dentro do carro, indo pra casa.

Olhei para ela.

— E aí?

— Você estava andando com a Sara.

Fiquei paralisado por um instante sem saber como responder.

— É.

— Ela fala com você. — Aquilo não era uma pergunta. — Ela não fala com ninguém.

Dei de ombros.

— Ela fala comigo — respondi.

Raya simplesmente balançou a cabeça, sorrindo.

— Você é muito mais do que aparenta ser, Daniel Leigh.

— Você não sabe nem metade.

Ela deu uma risada e se juntou aos amigos. E eu fiquei ali pensando em como tudo parecia muito mais simples no dia anterior.

— Como pode? — questionou o treinador Clemons, incrédulo. — Estamos só a quinze jardas.

Aquele havia sido meu segundo chute errado consecutivo. A ideia era irmos aumentando a distância, começando da marca de dez jardas e prosseguindo até trinta e cinco. No entanto, eu ainda não tinha passado da marca de quinze, o que sem dúvida era um problema. Àquela distância deveria ser automático.

Não era que eu não conseguisse chutar. No campo com Steve, costumava chutar a trinta jardas, sem dificuldade. Nós jogávamos muito quando éramos menores, na época em que ele não se achava descolado demais para andar comigo. Mas quando havia pessoas assistindo e berrando, e com a outra equipe atacando, simplesmente não dava certo. Eu acabava chutando a bola para a direita, normalmente, às vezes tão mal que ela nem chegava na *end zone*.

— Diria que é por falta de técnica e confiança, em geral — respondi, resignado.

Ele atirou seu boné no chão e se afastou.

— Pausa para água.

— Tente de novo — disse Max. Ele correu para buscar uma bola e se agachou. Todos já estavam caminhando para a linha lateral, resmungando qualquer coisa sobre o *kicker*. Max virou os cadarços da bola para o outro lado. — Agora.

Eu dei um suspiro, depois corri para a frente e chutei a bola com facilidade por entre os postes. Ele bateu as palmas das mãos e se levantou, abrindo um grande sorriso.

— Viu? Fácil.

— Eu consigo quando não tem ninguém assistindo — falei. — É o nervosismo. E o treinador Clemons.

— Você vai ter que ignorar todos eles. Só se concentra na bola e nos postes.

— Falar é fácil — respondi, olhando o treinador Clemons correr pelo campo na minha direção. Sua cara estava vermelha e toda suada, mal sustentando os óculos.

Max pegou uma bola.

— Vamos. Mais uma tentativa.

— Mas...

— Tente ignorá-lo. Relaxe. Só se preocupe com chutar a bola. Não tem mais nada à sua volta.

Sacudi as mãos para os lados, nervoso, tentando me concentrar. Sabia o que fazer: perna direita, perna esquerda, e então chutar, obedecendo a direção dos postes. Já havia feito aquilo centenas de vezes praticando com Steve quando éramos menores. De repente, senti que era capaz. Max tinha razão. Eu não deveria me preocupar com as distrações.

De punhos fechados, dei um passo com a perna direita, um com a esquerda, e então levei a perna para trás e...

— Leigh! — gritou o treinador Clemons. — Tive uma ideia.

Olhei para trás e tentei chutar ao mesmo tempo. Errei a bola e senti minha perna girar para cima, me puxando junto. Percebi, apavorado, que eu não estava mais de pé e em seguida caí de costas ao lado de Max. Senti meu cérebro se espatifar no chão para adicionar uma dose de traumatismo craniano à minha vida.

O treinador Clemons apareceu acima de mim, exasperado.

— Deixa pra lá — disse ele, com frustração na voz. — É um caso perdido.

Meu dia estava indo de mal a pior. Depois de trocar de roupa e fugir da escola antes que o treinador viesse me oferecer mais conselhos, lembrei-me de que teria mais um transtorno pela frente naquela noite. Começar a investigação de um assassinato.

Por que tinha concordado em ajudar Sara? A ideia de confrontar e investigar pessoas fazia meu estômago revirar. Claramente, eu era mais de pensar do que de fazer.

Mas havia prometido a Sara que ajudaria; portanto, não tinha muita escolha.

Eu havia procurado o endereço da casa na noite anterior, que ficava um pouco ao sul, próxima à área mais desfavorecida da cidade. Seria necessário caminhar por uns vinte minutos, e vi também que o local era um bangalô pequeno e marrom com canteiros de flores descuidados e gramado alto. Havia uma grande caminhonete preta na entrada da garagem, coberta de sujeira e toda amassada. Conferi as janelas: as luzes pareciam apagadas.

Fiquei parado em frente à casa por alguns minutos, me movendo de um lado para o outro. Talvez eu pudesse dizer à Sara que ele não estava em casa? Talvez pudesse dizer que tinha mudado de ideia? Tentei imaginá-la, me julgando, me chamando de covarde. Ela saberia que amarelei. Ela parecia saber tudo a meu respeito.

Enquanto me mexia, inquieto, pisei em uma rachadura na calçada. Imediatamente meu estômago tensionou, meu corpo começou a formigar e pisei nela de novo para me livrar da sensação. Não deu certo. Pisei novamente, mas a sensação não ia embora. Nesse momento, soube que estava encrencado. Precisava consertar isso ou teria que voltar depois, e certamente não queria voltar a esse lugar. Mas já havia pisado quatro vezes na rachadura, o que era inaceitável. Pisei pela quinta vez, e em pouco tempo já estava na vigésima. Uma mulher passou por mim com seu cachorro, e eu parei e fingi estar lendo um bilhete até ela se afastar. Então, continuei. Tinha pisado 121 vezes na rachadura quando me senti bem o suficiente para parar.

Verifiquei meu celular. Havia perdido dezessete minutos nesse processo.

Senti uma certa irritação fervilhando dentro de mim e decidi acabar logo com aquilo. Queria ir para casa.

Tentando ignorar o crescente pânico que percorria meu corpo, caminhei até a porta e peguei uma caneta e o bilhete do concurso falso. Com as mãos tremendo, toquei a campainha e aguardei.

Passou-se um minuto, durante o qual fiquei me remexendo, e me virei para ir embora, aliviado. Foi quando a porta se abriu e uma voz rouca perguntou:

— Sim?

Fiquei paralisado e voltei-me para a casa novamente. Sempre procuro evitar estereótipos, mas consegui entender por que Sara pensava que ele era um assassino. Era um homem alto e forte, com tatuagens desbotadas de todo tipo nos braços musculosos expostos, desde Popeye até o rosto de uma mulher. Tinha uma barba grisalha malfeita, que ia das bochechas até o pescoço, e olhos cinzentos profundos que me encaravam como se eu fosse tentar lhe vender aspirador de pó ou algo assim.

— Hum, oi — cumprimentei, cortês. Meu cérebro parou de funcionar novamente. Por que eu insisti em fazer isso? Tentei me recompor. — Estou aqui representando o *Expresso de Erie Hills*.

John ergueu uma de suas sobrancelhas pretas e espessas.

— Você não é o jornaleiro.

Ótima observação. Tentei pensar rápido.

— Não — respondi. — Vim divulgar um grande concurso que estamos promovendo no momento. Os assinantes só precisam preencher com nome e endereço, e estarão concorrendo a uma viagem grátis para a Flórida, no Coco Beach Hotel. É uma... iniciativa de envolvimento comunitário.

Belo improviso. Se ao menos minhas mãos não tremessem tanto que o papel estivesse prestes a cair no chão. John olhou para mim, claramente não convencido, mas pegou o papel e a caneta.

— Cinco noites? — disse ele. — Nada mal. Só pra dois?

— Ahn, sim — afirmei, tentando ver discretamente atrás dele. A casa era escura e pouquíssimo decorada. Acho que havia um pôster de uma mulher de biquíni na parede.

John terminou de escrever e me encarou. Ele tinha uma cicatriz enrugada que percorria todo seu queixo.

— Você não vai me mandar panfletos e porcarias assim, vai?
— Não — falei, baixinho.
— Ótimo. — Ele me devolveu o papel e a caneta. — Um bom dia pra você.

E então, sem mais nem menos, fechou a porta e me deixou sozinho na entrada. Corri para longe de sua propriedade como se tivesse roubado a televisão dele. Quando cheguei à esquina, dei uma olhada no papel.

Não tinha uma memória fotográfica como a da Sara, mas nem era necessário.

A caligrafia era exatamente igual à da carta.

CAPÍTULO 11

Sara estava me aguardando na esquina da sua rua, embrulhada em uma leve jaqueta corta-vento e tremendo. Seus cabelos cobriam seu rosto enquanto ela observava os carros que passavam. Quando me viu, seus olhos ficaram firmes. Refleti novamente sobre Sara Malvern. Ela se transformava em outra pessoa comigo: uma Sara determinada, de gênio forte e totalmente lúcida, como um comandante do exército ou algo assim. Enquanto me esperava, colocou as mãos atrás das costas, como se fosse me dar uma lição sobre pontualidade.

— Então? — perguntou ela.

Entreguei-lhe o papel. Sua expressão fechou quando ela o leu. Ficamos em silêncio, até que o braço de Sara começou a tremer todo. Seus olhos se encheram de lágrimas.

— Você tá bem?

Ela não olhou para mim.

— A carta era tudo o que eu tinha dele — sussurrou. — Eu falei pra minha mãe que a letra estava estranha, mas ela disse que ele devia estar com pressa. Disse que ele não estava muito bem quando foi embora. A caligrafia era parecida com a dele, é claro. John devia ter uma amostra. Mas essa aqui é igual. Eles mentiram pra mim. Ele matou meu pai.

— Pera — interrompi. — Isso não comprova absolutamente nada. Talvez seu pai tenha ido embora e eles só quisessem te fazer pensar que estava tudo bem...

— Meu pai nunca iria embora — afirmou ela, rispidamente. — Nunca. Entendeu?

Fiquei espantado com sua reação.

— Sim. Claro. Então, o que faremos agora?

— Temos que descobrir mais sobre John Flannerty — disse ela.

— Você está livre amanhã?

Abri a boca para responder.

— Depois do seu treino idiota — complementou ela, revirando os olhos.

— Ahn... claro.

— Ótimo. Vamos marcar na minha casa. Traga seu laptop. Agora preciso voltar.

— Posso perguntar uma coisa?

Sara me encarou.

— Claro.

— Você conversa... conversou... com seus pais? — perguntei, curioso.

Seus olhos negros se voltaram para mim novamente.

— Isso não é da sua conta.

A hostilidade em sua voz fez com que eu me encolhesse. Ela havia passado de pensativa a raivosa em um instante.

— Desculpa — falei. — Não devia ter me intrometido. Só estou... exaurido.

Na mesma hora, seus lábios pálidos e finos formaram um sorriso.

— Eu gosto de como você usa palavras como "exaurido". Você é muito inteligente, Daniel Leigh. Acho que é por isso que estava no programa para crianças superdotadas.

— Esse programa não era nada de especial — falei, sem jeito.

— Eu sei — respondeu ela. — Também participei dele.

— Participou?

— Sim. Mas fui considerada "socialmente limitada", e os orientadores encorajaram meus pais a me colocar de volta nas aulas regulares. Deu muito certo pra mim, como pode ver — disse ela, com um sorriso sarcástico.

Sara era muito aberta em relação à sua condição. Se é que "condição" era a palavra certa. Sempre achei "condição" um jeito meio estranho de se descrever um transtorno mental, visto que a palavra também é usada para descrever saúde física. Não fica claro se ela teria uma doença ou se não cuidava muito bem de sua mente, do tipo exercitando-a ou algo assim. Acho que eu tinha me distraído de novo, pois Sara estava me encarando.

— Que foi?

— Onde você estava? — perguntou ela, baixinho.

— Lugar nenhum.

— Mentiroso. — Ela sorriu. — Não se preocupe... Acho que teremos bastante tempo pra conhecer um ao outro. Aposto que temos muito em comum. Até mais.

Corri para casa, torcendo para que não tivéssemos tanto em comum quanto ela pensava.

* * *

Minha vontade era de escrever, mas eu estava preocupado demais com futebol americano, John Flannerty, e o fato de não ter progredido nada em fazer Raya gostar de mim. Steve podia me ajudar com pelos menos dois desses problemas. Bati à sua porta depois que ele chegou do treino de futebol americano, e o ouvi suspirar quando entrei.

— Que foi, agora?

— Preciso de mais conselhos.

Ele se virou de volta para o computador. Estava trocando mensagens com sua namorada, Rachel. Ela era líder de torcida, e um pouco má. Minha mãe não gostava dela, e Rachel não costumava ir lá em casa com frequência.

— Fala.

— Raya ainda não gosta de mim. E vou ter que jogar no sábado de manhã, e sou péssimo.

Dei uma espiada na mensagem que ele estava digitando para Rachel. *Só acho que você está passando tempo demais com o Adam.* Tomara que eles não comecem a brigar. A situação ficava feia quando ele e Rachel brigavam.

Steve olhou para mim.

— Você já foi malhar?

— Não.

— Já cortou esse esfregão que chama de cabelo?

Fiz uma pausa.

— Não.

— Então você não seguiu meus conselhos.

— Eu preciso de conselhos mais práticos. Olhe pra mim; não vou conquistá-la com minha aparência.

Ele deu uma risada.

— É verdade. Você vai fazer o seguinte. Espera aí.

Steve digitou: É, bem, foi isso que ele disse no vestiário. Não fica *assim agora.*

Essa não. Precisava acelerar minha conversa. Ele se virou novamente para mim.

— Você vai iniciar conversas casuais. Dá um jeito de enfiar uns elogios nelas. "Gostei da sua roupa." "Você tá gata." Não sei... o que te deixar confortável. Você vai fazer tudo isso, e então vai vencer o jogo da sua equipe no sábado. Nesse momento, você vai dar um beijo nela.

Olhei para ele, confuso.

— Acho que você não entendeu o problema. Eu sou um péssimo jogador.

Ele deu de ombros.

— Foi assim que eu fiquei com a Rachel. Todo mundo gosta de um herói. Seja um. — Steve se voltou para o computador e deu um soco na mesa. — Tá falando sério? — Começou a digitar, furioso. — Cai fora.

Eu já estava de saída para o corredor.

Fiquei parado em frente ao interruptor de luz do meu quarto, tremendo. Havia passado a noite toda lendo *O Hobbit*, o que fez com que me sentisse melhor. O livro sempre tinha esse efeito sobre mim. Mas isso não importava. O Ritual ainda assim me atormentou.

Minha mão estava com câimbras e dolorida. Fiquei apertando o interruptor durante algum tempo, e já estava fazendo o Ritual como um todo havia cerca de duas horas. Todo mundo estava dormindo, menos o Steve, que tinha saído para brigar com a Rachel. Tratei de ser silencioso e furtivo. Mas minhas bochechas estavam encharcadas de lágrimas, e eu mordia o lábio com tanta força que podia sentir o gosto do sangue. Estava preso na armadilha de sempre. Se não fizesse tudo certo, nunca mais acordaria.

Sei que deve ser difícil de entender. Mas, durante o Ritual, minha mente se despedaça. Eu caio no Grande Espaço e tudo perde o sentido no mundo, exceto meu medo e o desespero de tentar consertá-lo. Apertei o interruptor e pensei: *Você fez errado. Foram cento e doze vezes, o que é 1+1+2, igual a quatro, e quatro é ruim.* Nessa hora, senti somente pavor, do tipo que se acomoda em suas costas, crava as garras em seu crânio e não permite que você enxergue felicidade, esperança, nada. Então, apertei o interruptor de novo. E de novo. E em seguida senti mais sangue na boca, senti as lágrimas e comecei a arranhar meu rosto com as unhas, porque sei que sou insano, mas não posso parar porque não quero morrer. Tento pensar na Raya e em minha família, em qualquer coisa além do medo, mas é difícil.

Finalmente, consegui apagar a luz, virei de costas e me deitei. Minha mente transitou para Sara.

Será que sou uma Criança das Estrelas? É por isso que estou sofrendo? Essa ideia me agradava. Era melhor do que ser maluco.

Estava nas profundezas do Grande Espaço, mas agora podia adormecer.

Rolei para o lado. O travesseiro ficou imediatamente ensopado.

Na segunda-feira, assisti a Max fazer mais uma cesta no primeiro recreio enquanto voltava para minha posição. Teoricamente, eu estava jogando, mas na realidade só vinha evitando encostar na bola, e eu era bom nisso. Era minha melhor aposta para continuar na partida.

O fim de semana havia sido bastante monótono: Max me arrastara duas vezes ao campo de futebol americano para praticar chutes, e não tinha me deixado ir embora até acertar o chute das trinta e cinco jardas. Tentei explicar que a questão era meu nervosismo, mas ele não me deu ouvidos. Achava que tudo podia ser resolvido com prática. O que fazia sentido, mas não parecia estar funcionando. Fora isso, só havia feito os deveres de casa e lido com Emma. Ah, e tido três Rituais horríveis. Acho que o estresse de investigar um possível assassinato e o jogo de futebol iminente estavam me afetando. Escrevi cinco capítulos do meu livro para tentar me acalmar no domingo à tarde, o que foi produtivo. O Daniel falso já estava em sua aventura. O Daniel verdadeiro continuava ocupado contando seus passos e chorando até cair no sono. Às vezes eu realmente desejava ser o Daniel falso... Gosto mais dele.

Taj avançou pela quadra com seus dribles, indo diretamente na minha direção. Eu deveria estar marcando Scott Fields, o enorme *guard* direito da nossa equipe de futebol americano. Ele era obviamente capaz de me esmagar, mas, por outro lado, era muito ruim no basquete e costumava errar seus arremessos de qualquer maneira. Aquela era a combinação perfeita. Mas estava claro que Taj queria se aproveitar do ponto fraco em nossa defesa nesse momento, que era eu.

— Ajuda! — exclamou Tom Dernt, sem conseguir voltar a tempo de bloquear Taj. Caberia a mim.

Larguei a marcação de Scott e fui para Taj, com o corpo agachado e as mãos estendidas, como Max havia me ensinado. Taj se deteve por um instante, claramente surpreso com o fato de eu ter me dado ao trabalho de tentar impedi-lo. Ele sorriu e começou a driblar. Estava agora em uma situação de um contra um. Os demais jogadores recuaram, nos incentivando.

Taj fez um movimento para a esquerda e eu o segui, me colocando à sua frente. Ele parou mais uma vez, passando a bola entre suas pernas e olhando nos meus olhos. Estava com um sorriso de desdém que retorcia metade de sua cara, amassando até seu olho direito.

— Tentando me marcar, Leigh? Péssima escolha.

— Tecnicamente, é a escolha certa — respondi. — Considerando que o objetivo é impedir que você pontue.

— Você não é muito bom em provocações, Leigh.

Estendi os braços para tentar roubar a bola, mas ele deu um passo para trás, quicando-a atrás de suas costas.

— Eu só jogo — afirmei.

Isso sim pareceu uma provocação. Fiquei orgulhoso. De canto de olho, vi que Raya e as outras garotas estavam assistindo do lugar onde costumavam ficar, na parede. Raya parecia focada em nosso duelo. Este era um daqueles momentos que Steve havia mencionado. Seja um herói. Detenha Taj e conquiste o coração da Raya.

Ou algo nessa linha.

Recuperei meu foco, tentando manter os olhos na altura do peito de Taj. Meu pai sempre dizia para não tirar os olhos do jogador, porque a bola não iria muito longe sem ele. Taj finalmente fez sua jogada. Ele quicou a bola atrás de suas costas e foi com tudo para a direita, cortando na direção da cesta. Normalmente, eu teria perseguido a bola e sido totalmente passado para trás, mas fiquei colado em Taj, que foi obrigado a recuar e proteger a bola com o corpo, virado de costas. Continuei colado nele, tentando alcançar a bola e mantendo-o distante da cesta.

Foi quando Taj girou com o cotovelo e me acertou bem no queixo.

Caí para trás, aturdido, e ele quicou a bola uma vez e a arremessou. Quando a bola passou pelo aro, Taj olhou para mim e sorriu.

— Bela tentativa, Leigh.

Senti o sangue escorrendo da minha boca. Quem eu queria enganar? Eu não era herói nenhum.

Max me ajudou a levantar, lançando um olhar enfurecido para Taj.

— Falta de ataque — afirmou ele.

— Só o defensor pode reclamar falta — disse Taj, olhando para mim. — Vai querer reclamar?

Ele me encarava com um olhar de pena, de zombaria, que não aliviava a dor no meu queixo.

— Não — murmurei.

Max fez uma expressão de desaprovação e virou-se para mim, de olho no sangue que escorria.

— É melhor você ir para a secretaria — disse ele. — O machucado tá bem feio.

Assenti com a cabeça e me dirigi para a porta, levando a camisa até a boca. Estava quase lá quando Raya segurou meu braço. Ela parecia preocupada.

— Você tá bem? — perguntou. — Aquela jogada foi suja.

— Tudo bem — falei, por trás da camisa. — Foi azar.

— Esportes te dão azar — disse ela, franzindo a testa após ver o sangue que se acumulava na minha camisa. — Vamos lá. Vou te levar até a secretaria, caso você desmaie por perda de sangue ou algo assim.

Ela pegou no meu braço livre e me levou para dentro. Por baixo da camisa, eu estava com um enorme sorriso.

Talvez ser um herói envolvesse mais do que vencer a partida.

A secretária, srta. Redler, deixou Raya me acompanhar enquanto colocava um Band-Aid no meu queixo. Era só um corte, e ela não achou que precisasse levar ponto. A srta. Redler era gordinha, tinha um cabelo ruivo volumoso e a voz mais tranquilizante que eu já ouvira. Não sei como ela conseguia trabalhar com o diretor Frost todos os dias, mas paciência não lhe faltava.

— Melhor? — perguntou ela, conferindo se o Band-Aid estava firme.

— Bem melhor — respondi. — Obrigado, srta. Redler.

Ela me deu uma bronca maternal:

— Tenha mais cuidado da próxima vez! Meninos e seus esportes. Só me dão dor de cabeça.

Fui liberado, e Raya sorriu e se levantou para sairmos.

— Olha só para você — disse ela. — Tem experiência de guerra agora.

Concordei, balançando a cabeça.

— Você devia ver como ficou o outro cara.

Caminhamos pelo corredor, eu tentando não olhar fixamente para ela. Raya estava usando gloss labial, e eu podia sentir seu cheiro de cappuccino. Ele deixava os lábios de Raya cintilantes sob as feias luzes fosforescentes do corredor, e subitamente me bateu uma vontade enorme de tomar cappuccino. Quando ela olhou para mim, virei o rosto de volta para frente rapidamente.

— Você provavelmente devia escolher um novo hobby — disse ela.

— Mas eu sou tão bom em esportes. Seria uma pena.

Raya deu uma risada.

— Verdade. O que mais você gosta de fazer? Escrever, eu sei. Talvez você possa escrever mais.

— Não sou muito bom.

— Duvido. Sobre o que você costuma escrever?

Dei de ombros, tentando mudar o tópico da conversa.

— Qualquer coisa. Estou escrevendo um livro. Não é nada.

— Um livro? Sobre o quê?

— É... sobre um garoto que sem querer extermina a raça humana. Ele é a única pessoa que restou no planeta e precisa dar um jeito de trazer todo mundo de volta.

Ela virou-se para mim.

— Então é sobre solidão.

— É — murmurei. — Acho que sim.

— Eu escrevo, às vezes.

Olhei para ela, surpreso.

— É mesmo?

— Sim. Poesia. Coisas idiotas. Posso te mostrar qualquer dia, se você prometer que não vai rir.

— Combinado. — Tentei me lembrar do que Steve havia dito. Elogios. — Gostei da sua roupa, aliás.

Ela analisou a si mesma, de cima a baixo: vestia um jeans rasgado e um suéter branco excessivamente largo que até caía de seu ombro direito.

— Obrigada. Não imaginei que você gostasse de moda.

— Por causa das minhas roupas do Walmart?

Ela riu.

— Porque você é um cara. Na verdade, eu acho que você se veste bem.

— É minha mãe quem compra minhas roupas. — Eu realmente falei isso?

Dessa vez, Raya gargalhou.

— Você é honesto, não dá pra negar. Bem, diga à sua mãe que ela está de parabéns.

A essa altura eu tinha dúvidas se meus pés estavam tocando o chão. Eu ignorava as divisórias do piso como um profissional. Só conseguia focar nos olhos castanhos, em cappuccinos e naquele sorriso que me abalava até os ossos. Não importava mais onde eu estava ou para onde ia. Por um segundo, Raya era tudo o que existia ao meu redor.

Adiante, duas pessoas saíram de uma sala de aula. Sara e a srta. Lecky, andando em nossa direção.

Conforme nos aproximamos, voltei os olhos para Sara, mas ela fitava fixamente à frente. Todos permaneceram em silêncio quando nossos caminhos se cruzaram, e Sara não olhou para mim por um instante sequer. Virei-me para trás, mas seu rabo de cavalo simplesmente seguiu saltitando corredor adiante. Raya também ficou observando-a.

— Às vezes você também se pergunta o que ela realmente tem de errado? — perguntou, baixinho.

— O tempo todo — murmurei.

Sara bateu à minha porta às cinco e meia. Ainda estava me recuperando de mais um treino desagradável. Tinha errado um chute de ponto extra durante um *scrimmage*, e depois disso o treinador Clemons atirou sua prancheta para o outro lado do campo e saiu furioso. Até Max pareceu decepcionado. Eu estava considerando seriamente fugir para o México antes da partida. No México eles jogavam outro tipo de futebol, e pensei que talvez eu fosse me adaptar melhor.

E agora tinha um novo problema. Eu meio que havia presumido que Sara apareceria depois do jantar. Fiquei então alarmado quando abri a porta e a vi ali parada de braços cruzados.

— Pronto? — perguntou ela, curta e grossa.

— Ahn... sim — respondi. — Pode entrar. Você... Aonde você disse que ia pra sua mãe?

— Eu não falo com ela, tolinho. Deixei um bilhete no meu quarto dizendo que ia à biblioteca. Eu vou com frequência. Ninguém quer que você abra a boca lá. — Ela olhou para trás de mim, franzindo o rosto. — Você ia jantar agora?

— Mais ou menos.

— Isso seria meio esquisito. Tem como você pular o jantar e dizer que temos que estudar?

— Exatamente o que eu estava pensando.

Minha mãe insistiu para que nos juntássemos a eles, mas finalmente consegui convencê-la de que Sara já havia jantado e que ela precisava estar em casa às sete, portanto tínhamos que começar logo. Ela olhou para Sara, atrás de mim, claramente se coçando para interrogá-la, mas no fim deu o braço a torcer. Subimos as escadas com pressa antes que minha mãe pudesse mudar de ideia.

Deixando a porta aberta de maneira enfática, virei-me e vi que Sara já estava sentada à mesa, abrindo meu laptop.

— Ei — exclamei, correndo para ter certeza de que não havia deixado meu livro aberto. Felizmente, o arquivo estava minimizado.

Sara me encarou, erguendo uma das sobrancelhas.

— Sensível assim? Não vou ler o que você escreveu. Mas, se você deixasse, seria um verdadeiro sinal de confiança. Crianças das Estrelas devem permanecer unidas. É um dos mandamentos.

— Que mandamentos? — perguntei, incrédulo.

— Só algumas coisas que devemos seguir no dia a dia — disse ela. — Você pode ler on-line. Temos que permanecer unidos, sempre buscar a verdade e a justiça, confiar um no outro e não agir com tanta paranoia quando eu quiser ler seus textos...

Eu simplesmente a encarei.

— Tudo bem — resmungou Sara. — Posso usar a internet?

— Pode — respondi. — O que a gente vai fazer? Procurar o nome dele no Google?

— Isso eu já fiz — afirmou ela. — Desta vez vamos conferir seus antecedentes criminais.

— Isso é legal?

Ela olhou para mim.

— Com a permissão dele.

— E nós temos permissão?

— Tenho todos os seus números de cartão de crédito, CPF e basicamente tudo do que precisamos pra nos passarmos por ele. Eu conferi sua carteira.

Franzi a testa enquanto ela abria um site. *CONFERIMOS ANTECEDENTES CRIMINAIS!*

— Então, por que você precisa de mim?

— Porque você vai solicitar as informações para o seu e-mail, como possível empregador — explicou ela. — Minha mãe insiste em verificar meus e-mails. E eu queria sua permissão. Você me permite?

— Acho que sim.

— Ótimo. — Seus dedos voaram pelo teclado, tão rápidos que mais pareciam borrões.

— Você por acaso é tipo... uma hacker?

Sara deu uma risada.

— Não exatamente. Mas acho que poderia ser, se quisesse. Senha?

Não respondi nada. Ela se virou e olhou para mim na expectativa, e eu suspirei.

— Starwarsedemais, tudo junto.

Ela sorriu.

— Concordo. — Seguiu digitando intensamente, e então se reclinou na cadeira. — Enviado. Vamos descobrir amanhã se John já foi preso por alguma coisa. É um começo. Mas precisamos de mais.

Sara voltou-se para mim subitamente.

— Você estava falando com a Raya hoje.

— Ahn... sim.

Ela me encarou fixamente de novo. Nem parecia piscar quando fazia contato visual. Seus olhos eram grandes e ovais, e mais verdes a cada vez que eu os observava, como uma exuberante copa de árvore amazônica.

— O que você vê nela?

Sua pergunta me pegou desprevenido.

— Sei lá. Ela é... bonita.

— Muitas garotas são bonitas.

— É... eu sei. Mas ela também é inteligente, e engraçada. E... Não sei. Eu gosto dela, só isso. Por quê?

Sara deu de ombros.

— Só queria saber. Você parece um cachorrinho perdido andando do lado dela.

Ela se levantou e eu dei meio passo para trás. Sara estava só a uns trinta centímetros do meu rosto. Eu quase podia sentir seu hálito: Listerine. Tinha cheiro do tipo azul. Sara ficou me observando por um instante.

— Garotas te deixam nervoso — disse ela. Não era uma pergunta.

— Não — afirmei, rapidamente. Ela apenas me encarou. — Talvez um pouquinho.

— Posso tentar uma coisa?

Senti um pânico brotando nas entranhas do meu estômago.

— Tudo bem.

Ela pegou na minha mão delicadamente, pressionando o polegar na minha palma.

— O que você está sentindo?

— Ahn... você? — respondi.

— Faça um esforço — rebateu sarcasticamente.

Refleti enquanto ela pincelava seu polegar por minha palma suavemente.

— Estou sentindo... um arrepio... um arrepio eletrizante na minha mão, subindo até meu braço. Estou sentindo os pelos do meu braço se erguerem, e calafrios.

— Certo. — Ela ergueu a mão e segurou meu braço, exatamente onde deveriam estar meus bíceps. Então, deixou a mão deslizar para baixo ao longo do braço. — E agora?

Eu quase podia sentir o suor se formando na minha testa. Mal conseguia falar. Meu corpo inteiro parecia reprimido pela energia dos nervos.

— Hum... mais arrepios. Agora no pescoço e nos ombros, e nas costas. Estou sentindo... minhas bochechas quentes.

Sara sorriu. Então, arrastou seus dedos ao longo do meu pescoço e bochecha.

— Fique parado. Vou fechar os olhos.

— O quê?

— Só fique parado.

Fiz o que ela pediu. Estava tendo a sensação de espasmos por todo o corpo.

— Chamo isso de "o cego" — disse ela, fechando os olhos. — Costumava fazer com meu pai. Nós fechávamos os olhos e pensávamos em como descreveríamos as pessoas se não pudéssemos enxergá-las. Se só pudéssemos usar as mãos.

Senti sua mão se movendo pelo meu rosto. Era macia, às vezes mal encostava na pele, e então encontrava meu nariz, bochechas e queixo, e por fim passou macia novamente por minha boca. Senti seu toque com mais intensidade do que jamais sentira qualquer outra coisa na vida.

— É uma ótima maneira de amplificar os sentidos — afirmou Sara. — Você tem belas maçãs do rosto, bem elevadas, como um nobre ou algo assim. Queixo pronunciado, nariz grande, mas não grande demais, e lábios bonitos. Mais bonitos do que parecem.

Não sabia bem como receber esse elogio.

— Experimente em mim.

— Não sei...

— Vamos.

Fechei os olhos, estendi o braço e, hesitante, encostei os dedos em suas bochechas, talvez esperando que ela fosse recuar. Mas Sara permaneceu ali, em silêncio. Deixei meus dedos percorrerem suas bochechas, muito suaves, e contornei a linha de seu queixo. Meu corpo inteiro estava gritando de nervosismo, mas eu persisti, tocando os dedos na curvatura de seus lábios e sobre suas finas sobrancelhas.

— Então — interrompeu ela —, você me sente bonita?

Puxei minha mão rapidamente.

— Ahn... sim. Você tem belas sobrancelhas.

Sara abriu os olhos com um sorriso malicioso.

— Sério? Sobrancelhas?

— Qual foi o propósito disso?

Ela deu de ombros.

— Garotas te deixam nervoso. Queria fazer você refletir sobre a sensação real de nervosismo. Então, queria que você se acostumasse com ela. O único jeito de superar o nervosismo é encará-lo. Pelo menos é o que meu terapeuta sempre diz. — Ela piscou para mim e se sentou na cama, deixando o corpo cair. — Agora você já tocou numa garota. Não foi tão assustador, foi?

— Um pouco.

Sara deu uma risada.

— Não seja bobo. Agora, sente-se. Quero te mostrar uma coisa.

Sentei-me ao seu lado, ainda sentindo minha pele arrepiada.

Ela sacou um pedaço de papel da mochila e o estendeu na cama. Era uma planta desenhada em papel quadriculado. Os detalhes eram impecáveis. Até mesmo os objetos estavam identificados com etiquetas e tamanho.

— O que é isso?

— A casa do John — respondeu ela, simplesmente. — Fui lá uma vez com minha mãe.

— Você desenhou isso de cabeça?

— Sim. Agora, veja bem onde fica o quarto dele. Só pude dar uma olhadinha rápida lá, mas havia duas cômodas e uma mesa de cabeceira. Eu imagino que é no quarto onde ele guardaria quaisquer possíveis armas, cartas ou segredos perversos.

Olhei para Sara.

— Por que você tá me mostrando isso?

Ela sorriu, como se eu tivesse feito uma pergunta idiota.

— Porque nós vamos invadir a casa dele. Mas não se preocupe. Dessa vez eu vou junto.

CAPÍTULO 12

— Você tá brincando, né?

Esperei sua risada. Ela não veio.

Sara franziu o rosto.

— Não seria uma piada muito engraçada. Embora humor não seja meu forte. Deixa eu adivinhar... Você está com medo.

— A gente tá investigando ele por assassinato — falei, incrédulo.

— É claro que eu estou com medo.

Ela assentiu, retornando para a planta e estudando-a atentamente.

—Justo — respondeu. — Mas não se preocupe. Ele trabalha até as dez e meia nas terças. Teremos tempo de sobra. E quando eu disse "invadir" quis dizer que eu roubei uma das suas chaves. A gente só vai fazer uma visita.

Esfreguei minha testa, tentando recordar como eu havia me enfiado naquela situação.

— Ainda assim, é invasão.

— Claro — disse ela. — Mas às vezes temos que contornar a lei para a preservarmos adequadamente.

— Isso não soa muito verdadeiro.

Sara olhou para mim com uma pequena ruga se formando entre seus olhos.

— Você vem ou não vem?

— Tudo bem — murmurei. — Que horas?

— Às sete — afirmou ela. — Depois do último intervalo do John, caso ele passe em casa para jantar. Vamos entrar e sair em meia hora. Traga luvas por precaução. Também vou levar saquinhos plásticos e cotonete pra coletar amostras de sangue.

Minhas bochechas ficaram pálidas.

— Amostras de sangue?

Ela gesticulou com a mão como quem faz pouco caso.

— Improvável. Alguma pergunta?

Eu nem sabia por onde começar. Olhei para a planta, balançando a cabeça.

— Você pode me contar um pouco sobre seu pai? Pra início de conversa, por que John o mataria?

Ela fez uma pausa, dobrou o papel com perfeição e o colocou de volta na mochila.

— É uma pergunta justa. Minha mãe e meu pai se casaram poucos meses antes de eu nascer. Os dois foram ótimos pais. Eu e meu pai éramos mais próximos, talvez por ele não se esforçar tanto pra fazer com que eu parecesse normal. Minha mãe queria que eu ficasse melhor. Era sempre ela quem me levava aos médicos.

Sara coçou o pescoço distraidamente enquanto contava a história.

— Eles brigavam às vezes, mas nada feio. De qualquer forma, é óbvio que eles se preocupavam comigo. Sou filha única e aí, logicamente, sou a favorita, mas acho que os dois desejavam que eu fosse outra criança.

Ela continuava movendo os dedos em torno do pescoço. Já era tarde e, a essa altura, o céu estava quase escuro.

— Por que você acha isso? — perguntei.

— É complicado ter uma maluca como filha — disse ela, dando de ombros.

— Você não parece maluca.

— Obrigada. Mas eu também não conversava muito com meus pais, respondendo à sua pergunta.

Sara dizia tudo aquilo como se constatasse em fatos, mas seus olhos estavam voltados para a cama.

— Por quê?

— Não sei. Acho que eu não tinha nada a dizer. Mas meu pai e eu ainda passávamos tempo juntos, quando ele estava por perto. Ele saía de casa o tempo todo, no entanto. Não sei dizer se era a trabalho. Acho que minha mãe estava tendo um caso.

Olhei para ela.

— Como você sabe?

— Mensagens de texto. E-mails. Era óbvio, mas não para meu pai. Eu não contei a ele.

Fiquei sem palavras.

— E aí, o que aconteceu?

— As coisas continuaram. Ele ficava muito tempo fora, mas sempre voltava pra casa. Costumava me dizer que nunca iria me deixar, que me amava e que um dia iria me levar pra viajar.

Sara contava tudo isso sem nenhuma emoção, mas reparei que seus olhos estavam mais vidrados do que o normal. Sua mão coçava mais rápido. Ela estava começando a apertar o pescoço, como se tentasse agarrar alguma coisa por baixo da pele.

— Então, um dia, quando acordei, havia uma carta na minha mesa. A carta que eu te mostrei. E ele não atendia mais o celular, não respondia e-mails, e, quando perguntei à minha mãe para onde meu pai tinha ido, ela disse apenas que ele havia partido. Logo depois, o John começou a aparecer lá em casa.

A mão de Sara agarrou seu peito.

— Você tá bem? — perguntei.

Ela se levantou sem olhar nos meus olhos.

— Sim.

Começou a andar de um lado para o outro sem tirar a mão do peito.

— Não estou bem — murmurou ela, olhando em volta. — Estou passando mal.

Levantei-me também, alarmado.

— Como... quem precisa vomitar?

— Não sei — respondeu Sara, bruscamente. Seus olhos estavam sem expressão, mas havia lágrimas escorrendo em suas bochechas.

— Meu peito tá doendo. Não consigo respirar. Não estou bem.

Ela andava desvairadamente com as mãos sobre o peito.

— Quer que eu ligue pra sua mãe? — perguntei.

— Não. Talvez. Tá tudo bem. Já aconteceu antes.

As lágrimas continuavam a escorrer por suas bochechas vermelhas. Ela se sentou na cama e em seguida se encolheu como uma bola, abraçando as pernas com seu braço livre. Sara estava tremendo. Nessa hora, percebi o que estava se passando. O Colapso.

Sentei-me ao lado dela.

— Você também sente isso — falei, com delicadeza.

— Sim — murmurou ela. — Eu também sinto isso.

Fiquei ao seu lado esperando, repousando minha mão em suas costas. Depois de certo tempo, Sara parou de tremer, enxugou as lágrimas e se sentou normalmente, parecendo sem forças. Olhou para mim, acanhada.

— Eu nunca disse que seria a melhor parceira.

— Pra mim, talvez você seja.

Ela sorriu e apertou minha mão.

— Preciso ir pra casa. Você pode imprimir os antecedentes criminais amanhã quando receber o e-mail?

— Posso, claro.

Desci as escadas com ela, que abriu a porta, virou-se para mim e sussurrou:

— Obrigada.

Dei um sorriso.

— Não tem de quê.

Sara saiu com pressa e bateu a porta atrás dela. Não sei explicar por quê, mas ver outra pessoa despedaçada me fez sentir muito menos despedaçado.

Daniel desceu as escadas silenciosamente, as mãos trêmulas enquanto seguravam o taco de beisebol que encontrara num canto do sótão. Os degraus protestavam discretamente sob seus pés, grunhindo e alertando de sua chegada. Alcançando o saguão de entrada, ele parou, incerto do que fazer a seguir.

Escutou mais uma batida, desta vez mais alta. O eco percorreu a casa inteira.

Usando o ombro como apoio para o taco, e preparado para bater, Daniel estendeu o braço, hesitante, e abriu a porta de uma vez só. Quase caiu para trás com o susto. Era Sara ali parada.

Os dois haviam estudado na mesma escola, mas ele não a conhecia bem. Sara tinha uma reputação de excentricidade que certamente fazia sentido agora: usava uma bandana da cor vinho e carregava um taco de croqué na mão direita, assim como uma faca de cozinha guardada no cinto. Ela balançou a cabeça.

— Eu sabia que era essa a estação. Assim que aconteceu. Entre.

Daniel recuou rapidamente. Ela também se apressou para dentro da casa e fechou a porta, olhando para o lado de fora. Vestia uma camiseta estampada e um jeans azul rasgado, bem como tênis brancos manchados.

— Você já os viu? — perguntou ela.

— Já. O que são?

— Eu os chamo de Homens do Portal — respondeu Sara, trancando a porta e o inspecionando como se ele fosse um produto no mercado. — Eles surgiram quando você ajustou as frequências de energia.

— Espere aí — disse Daniel. — Como é que é?

— Cadê a estação?

— A...

— Estação — repetiu ela. — Cadê?

— No andar de cima.

— Me leve até lá.

Os dois subiram até o sótão, e Sara foi verificando cada cômodo no caminho, com o taco de croqué firme em mãos. Ela se movia como um gato à espreita. Daniel estava nervoso. Quando chegaram ao sótão, ele apontou para o computador.

— Aqui.

Sara correu para o computador e sentou-se. Seus dedos voaram sobre o teclado enquanto Daniel observava, admirado, os códigos que surgiam no monitor. Por fim, ela se recostou, franzindo a testa.

— Travado. Era o que eu temia. Teremos que fazer uma visita ao Charles.

— Charles Oliver? — supôs Daniel.

Sara olhou para ele.

— Você não é tão ignorante quanto eu pensava. Mas temos vinte e quatro horas para chegar a Nova York e restaurar a frequência. Portanto, você continua sendo um idiota. Seu pai tem alguma arma?

— Acho que não — respondeu, tenso. — Vou precisar de uma?

Ela se levantou.

— Por precaução. Homens do Portal não são amistosos. Pode acreditar.

Daniel voltou os olhos para ela, hesitante.

— Sem querer ofender, mas você só tem um taco de croqué.

Sara deu uma risada.

— Isso não é um taco de croqué. Agora arrume sua mochila. Vamos partir.

Reclinei-me na cadeira, já me sentindo um pouco mais calmo. Foi bom ter um descanso dos Choques antes de o pesadelo do Ritual começar. Guardei o laptop e decidi me deitar. Era o suficiente de Sara Malvern por uma noite. Ela dava ordens demais.

No dia seguinte estávamos sentados em aula, o sr. Keats ocupado fazendo anotações no quadro. Eu tentava prestar atenção, mas Max aproveitou a distração do professor para me explicar umas cem jogadas diferentes de futebol americano para o jogo de sábado. Todos na aula trocavam sussurros sobre a partida. Aparentemente, alguns jogadores do Portsmith Potters vinham publicando mensagens com insultos no Facebook, e nossa equipe havia declarado guerra. Estavam usando o nome de nosso time, Erie Hills Elephants, para nos chamar de gordos, o que não era exatamente verdade. Eu, por exemplo, devia pesar uns 54 quilos após uma refeição farta.

De qualquer forma, era esperado que todos ficassem indignados, portanto fingi estar tão insultado quanto Max.

— Esse aqui é o gancho aberto falso — disse ele. — Se te passarem o sinal, a jogada vai iniciar direto com você. Aí você vai recuar e passar pra mim.

Olhei para ele, alarmado.

— Você sabe que eu não sei lançar a bola.

— É tipo... um passe de cinco jardas. A gente já conversou sobre isso.

Balancei a cabeça e me voltei para frente. Meu estômago não havia parado de revirar durante um segundo do dia. Não tinha certeza se preferia os cumprimentos e tapinhas de encorajamento ou os olhares deprimidos dos jogadores mais inteligentes do time. De qualquer forma, mal tinha conseguido almoçar, e olha que adoro mortadela.

O sr. Keats se virou para a turma:

— Para o tema de estudos sociais de hoje, trabalharemos em grupos.

Todos endireitaram a postura na cadeira, no aguardo da próxima frase. Ele suspirou.

— Podem se organizar sozinhos. Em grupos de quatro, por favor.

Não sei por que fiz o que fiz a seguir. Talvez estivesse distraído. Mas olhei na mesma hora para Raya com uma expressão esperançosa e iludida. Ela percebeu e assentiu com a cabeça. O que significava aquilo? O que eu havia feito? Éramos uma dupla?

— Parece que vamos trabalhar com a Raya — comentou Max, observador. — Vem.

Antes de chegarmos até ela, Clara já estava sentada ao seu lado com o caderno aberto e sorrindo para Max.

— Olá — disse ela. — Nosso quartetinho?

Max olhou de relance para mim, e percebi que ele estava se segurando para não soltar um grunhido. Nós nos sentamos, ele de frente para Clara e eu de frente para Raya, e esperamos o restante da turma se acomodar. Raya sorriu para mim.

— Você quer que eu te carregue nas costas de novo, não é? — perguntou ela.

— Naturalmente.

Ela abriu um grande sorriso.

— Quem poderia te culpar? Pretende fazer alguma coisa do trabalho, Max?

— Depende — respondeu ele. — Você quer tirar dez?

Raya riu, e Clara deu uma risada ainda mais alta, jogando os cabelos.

— Danadinho — disse ela. Max ficou levemente vermelho e me olhou com uma expressão exasperada.

— Tudo bem — falou o sr. Keats, interrompendo o barulho da turma. — As perguntas estão na página quarenta e um. Tentem restringir as discussões ao trabalho, por favor. — Ele se sentou e abriu seu jornal.

Nós quatro nos voltamos um para o outro. Raya abriu seu livro.

— Por que o processo eleitoral...

— Essa camiseta é nova? — perguntou Clara para Max, enrolando o cabelo com o dedo.

Ele conferiu o que estava vestindo.

— É. Por quê?

Clara deu de ombros.

— É só que eu gostei dela. Preparado para o jogo de sábado?

Max iniciou uma discussão sobre o jogo, e Raya simplesmente suspirou.

— Daniel? Vamos?

Dei um enorme sorriso e me aproximei dela para começarmos a trabalhar.

— Parece vazia — disse Sara.

Estávamos espiando a casa de John de trás de uma cerca viva do outro lado da rua. Olhei para Sara, franzindo a testa. A caminhonete de John não estava estacionada, mas, fora isso, a casa parecia igual à última vez: descuidada e sinistra. As cortinas pretas permaneciam fechadas, como as da traseira de um carro funerário.

O e-mail estava na minha caixa de entrada quando cheguei em casa. *O resultado da sua verificação de antecedentes criminais está pronto!* Eu estava nervoso antes de abri-lo, e não me senti nem um pouco melhor depois de fazê-lo. John Flannerty tinha somente uma sentença em sua ficha criminal, porém era por agressão. Quando contei à Sara, ela simplesmente assentiu com a cabeça, como se aquilo confirmasse suas suspeitas.

— Tem certeza de que ele tá no trabalho? — perguntei, observando a casa nervosamente.

— Ele só tem uma caminhonete. E ele tá no trabalho, sim. Eu me informei bem. Preparado?

— Não muito.

— Que barra.

Sara disparou para o outro lado da rua subitamente, carregando uma mochila que disse ter trazido para coletar provas.

Após um suspiro, corri atrás dela.

Chegamos à porta da frente. Sara olhou para os dois lados e em seguida tocou a campainha. Aguardamos, ouvindo apenas o barulho do vento sacudindo as folhas do carvalho em frente à casa. Nada.

— Perfeito — disse ela, deslizando a chave para fora do bolso.
— Vamos nessa.

Sara abriu a porta com facilidade e eu a segui, sentindo meu coração bater acelerado. A sensação era horrível, como se tivesse ligado e desligado meu interruptor de luz nove vezes. Adentramos o corredor obscuro, que cheirava a cigarro e colônia. Ao lado da porta encontrava-se um criado-mudo, com uma planta morta havia muito tempo no centro.

— Encantador — sussurrei.

— Pois é.

Fechei a porta por onde entramos, sem tirar os olhos do corredor. Parecia que John iria brotar a qualquer segundo, mas a casa estava em silêncio.

— Me siga — disse Sara. — Temos que ir ao quarto dele.

O piso de madeira por baixo do carpete verde rangia alto à medida que andávamos. No corredor, havia fotos de John em uma moto e em sua caminhonete, cercado por outros homens grandes e tatuados, com barbas e óculos escuros. Em uma delas, John estava sem camisa, revelando uma enorme caveira em seu peito.

— Onde sua mãe conheceu esse cara?

Sara deu de ombros.

— Ela não me contou, porque foi antes do meu pai desaparecer. Aqui.

Parou em frente a uma porta parcialmente fechada e a abriu com cuidado. O quarto estava um breu. O cheiro de cigarro era ainda mais forte ali, e quase pude sentir a acridez queimando em minha língua. Sara acendeu a luz, banhando o quarto em uma coloração laranja proveniente de uma velha lâmpada empoeirada no teto. O quarto estava uma zona.

Havia roupas espalhadas pelo chão e a cama estava desarrumada com metade do lençol arrastando no piso. Minha mãe desmaiaria se visse esse lugar. Tinha até copos e pratos largados em suas mesas de cabeceira.

— Verifique as cômodas — pediu ela.

— Preciso tocar em algo? — perguntei, sarcástico.

Sara simplesmente riu e correu para o closet. Fui até a cômoda e abri a primeira gaveta. Meias e cuecas. John vestia cuequinhas brancas, o que certamente não correspondia às minhas expectativas. Ele parecia mais o tipo de cara que usaria sambas-canções. *Foco.* Continuei revistando as coisas, mas não encontrei nada além de roupas e uma gaveta com tralhas soltas, como tíquetes de estacionamento velhos e extratos bancários. Também não havia nada de significativo nela. Dei uma conferida nos extratos para ver se John estava sem dinheiro e isso não passava de algum golpe financeiro contra a mãe de Sara, mas suas finanças pareciam saudáveis.

— Alguma coisa? — perguntei a Sara, que ainda estava vasculhando o closet, quase alucinada.

— Não. Só um monte de tralha e camisetas esfarrapadas.

— O que estamos procurando? Tipo uma carta assinada em que ele confessa o assassinato? Assim, a maioria das pessoas não deixa provas de crimes soltas por aí.

— Uma carta seria ótimo — respondeu ela. — Mas qualquer pista já bastaria.

Dei um suspiro e continuei procurando. Abri a última gaveta e encontrei várias camisas sociais que pareciam nunca terem sido usadas. Já a estava fechando quando reparei que a camisa do lado direito estava um pouco amassada, como se tivesse sido enfiada na gaveta às pressas. Apenas por capricho, decidi puxá-la. Meus olhos se arregalaram.

— Sara — chamei, baixinho, e ela correu até mim.

— Bingo.

Sara calçou luvas de inverno e se ajoelhou para pegar uma pistola que estava guardada na gaveta. Virou a arma de lado, examinou a gaveta e, em seguida, a abaixou.

— O que foi? — perguntei.

Ela colocou a arma na cômoda e pegou um relógio que estava ao lado da televisão. Era antigo, de ouro escurecido e com um ponteiro que nem andava mais. Não teria dado nada pelo relógio, mas Sara o segurava como se fosse o objeto mais valioso do mundo. Olhou para mim com os olhos cheios d'água.

— Era do seu pai — supus.

Ela assentiu com a cabeça, e as lágrimas começaram a escorrer pelo seu rosto.

— Ele disse que me daria esse relógio um dia. — Suas mãos tremiam. — Sabia que meu pai não o levaria. Ele iria deixá-lo pra mim. Pertencia ao meu avô. E agora... agora está aqui.

Não sabia o que fazer. Apenas coloquei minha mão em seu ombro.

— Sinto muito.

— Ele matou meu pai.

Dei uma pausa antes de falar:

— Não podemos comprovar nada a partir disso. Muitas pessoas têm armas. E sua mãe pode ter dado o relógio pra ele.

— Você acredita nisso?

Hesitei por um instante.

— Não.

Sara guardou o relógio no bolso.

— Vou levá-lo.

Percebi pelo tom de sua voz que eu não iria convencê-la do contrário, mesmo achando que era uma má ideia.

— Tudo bem — respondi. — Vou guardar a arma de volta...

Fui interrompido pelo som da porta da frente se abrindo e de passos ruidosos no assoalho.

CAPÍTULO 13

Sara e eu nos entreolhamos em pânico. Enfiei a arma de volta na gaveta e a fechei, enquanto Sara, nervosa, passava os olhos pelo quarto rapidamente.

— A cama — sussurrou ela, e em seguida disparou para se esconder sob a armação.

Mergulhei atrás dela, me arrastando pelo carpete empoeirado e me contraindo ao ver as pilhas de roupas espalhadas ali embaixo. Algumas meias pareciam estar ali havia anos, no mínimo. Cheiravam a suor velho e mofo. Esforcei-me para não vomitar.

Fui distraído rapidamente pelos passos que se aproximavam. Congelei. Eu e Sara nos viramos um para o outro, de olhos arregalados.

Então, botas pretas adentraram o quarto. Eram maiores do que minha cabeça. De repente, escutei uma voz rouca. Não era a de John.

— Oi — disse o homem. — Cadê o dinheiro mesmo?

Silêncio.

— Onde no closet? Tá bom. Espera aí.

Ao meu lado, Sara se remexeu e puxou seu celular. Ela começou a gravar e sorriu para mim. Ouvimos o barulho do closet sendo revistado e, então, o homem resmungou um xingamento.

— Não tá aqui... Bem, acho que eu veria cinco mil.

Meu corpo inteiro tremia. *O que está acontecendo? Como fui me meter nisso? E se ele encontrar a gente?* Senti meu estômago se revirando. Sara segurou minha mão.

— Tá tudo bem — articulou ela, apenas movendo a boca.

Sara reteve meus olhos com a mesma intensidade que minha mão, e fui sentindo meu pânico passar. Quando ela me olhava, eu podia sentir. Como antes, era como se ela enxergasse dentro de mim. Nunca tinha visto alguém com olhos como aqueles. Novamente, fui distraído pelo barulho do homem abrindo as gavetas das mesas de cabeceira. As botas estavam a poucos centímetros de nós.

— Tem certeza de que tá aqui? — perguntou o homem. — Tenho que chegar aí daqui a pouco.

Era possível ouvir uma voz fraca do outro lado da linha.

— Tem roupa pra todo lado. E embaixo da cama? Sei que você não queria que a Michelle visse, não é? Vai que você atirou ali embaixo.

Olhamos um para o outro, pálidos. Sara apertou minha mão com mais força. Estávamos perdidos.

O homem havia acabado de levantar a saia da cama quando parou.

— Onde? — Ele deu uma risada. — Você deixou na sua jaqueta? Ótimo. Cadê ela? Beleza.

Ele largou a saia da cama e saiu do quarto. Sara estava me apertando com tanta força que as juntas de seus dedos ficaram brancas. Esperamos os passos se distanciarem e a porta voltar a se fechar.

Sara soltou minha mão e suspirou, desligando seu celular.

— Nada significativo. Pelo menos sei que minha mãe não tá conspirando com ele.

— Michelle?

Sara assentiu.

— Então o John tem uma arma, o relógio do meu pai e acabou de pagar cinco mil pra um cara. — Olhou para mim. — Acho que a gente já pode partir do pressuposto de que estamos lidando com um assassino.

Quando cheguei em casa, fui direto para o quarto e me sentei em frente ao computador, tentando manter as mãos calmas o suficiente para digitar. Queria escrever ou fazer qualquer coisa, mas não conseguia. Minha mente voltava ao momento em que aquelas mãos levantaram a saia da cama e eu achei que estivesse prestes a morrer. Empurrei a cadeira para trás, sentindo minha garganta se fechar e minha pele formigar. Estava desaparecendo.

Senti a cadeira afundar sob meu corpo à medida que o Grande Espaço me engolia.

Permaneci sentado sem sentir nada. Parecia que eu não era capaz de me mover, respirar ou fazer qualquer coisa além de sobreviver e torcer desesperadamente para continuar sobrevivendo. Estava tão desligado que nem fazia ideia de onde me encontrava.

Quando o Grande Espaço finalmente deu trégua, eu estava exausto. Tão exausto que subi na cama, me cobri até o queixo e tentei dormir. Mas o medo estava entranhado nos meus ossos. Os Choques se tornaram constantes. *Se não fizer o Ritual, você não vai acordar.* Rolei para o lado e fechei os olhos, mas meu corpo inteiro começou a sacudir e lágrimas escorreram por minhas bochechas. Por que eu era tão quebrado?

As lágrimas caíam pelo meu rosto enquanto escovava os dentes até minhas gengivas sangrarem, fazia os passos e ligava e desligava o interruptor de luz. Derramei as lágrimas durante duas horas inteiras e, quando finalmente subi na cama, elas continuaram até eu adormecer.

Era a sexta-feira antes da partida. Tínhamos treino naquela noite, é claro, e eu passei a maior parte do dia pensando em como me safar de jogar. Max estava ficando preocupado.

— Você tem tentado visualizar os passes como eu pedi? — perguntou ele durante o almoço.

Fiz uma pausa antes de responder:

— Talvez.

Ele me lançou um olhar de desaprovação, caminhando lentamente pela quadra de basquete.

— É importante visualizar, Dani.

— Eu tenho estado ocupado.

— Fazendo o quê?

Investigando um assassinato, escrevendo um livro, tentando não enlouquecer... Muitas coisas. Mas me restringi a corar e permanecer quieto.

— Foi o que pensei. — Max balançou a cabeça. — A gente precisa vencer amanhã, Dani. Entende?

Ele parecia mais estressado do que eu jamais o tinha visto. Seu rosto estava vermelho, e seus punhos se fechavam e se abriam como se estivessem espremendo limões. Prestando atenção naquele momento, reparei que ele estava com olheiras. Max também não vinha dormindo.

— Você tá bem?

— Sim — rebateu ele.

Ergui minhas sobrancelhas, e Max deu um suspiro e virou-se para mim.

— É só que esse é um jogo importante. O treinador Elwin vem de Erie High, e você sabe que eu quero ser titular no ano que vem.

— Só isso?

Ele hesitou.

— Meu pai deu notícias. Ele também vem assistir ao jogo.

— Você não deve nada a ele.

Max fez cara feia.

— Não quero perder com ele assistindo. Quero que ele saiba...

Ele não terminou a frase.

— Quer que ele saiba o quê?

Max virou-se de costas e começou a se afastar.

— Que eu estou bem sem ele.

Fiquei observando Max ir embora e pensando sobre pais. Talvez eu não visse o meu com muita frequência, mas ao menos ele estava lá. O de Sara e o de Max tinham partido, e ambos haviam levado uma parte de seus filhos.

No treino daquela noite recebemos a confirmação: nosso *kicker* não voltaria a tempo. Seu joelho continuava dolorido demais para ele poder chutar. Caberia a mim.

— *Hut!* — gritou Max, e o *center* lançou a bola de volta para ele em uma espiral perfeita. Max apanhou a bola e a girou com maestria, posicionando-a a um ângulo de 75 graus e com os cadarços voltados para fora. Seu olhar estava fixo na bola. Vi de relance a linha oponente avançando rapidamente, e o treinador Clemons com a mão na testa de desespero esperando que eu fosse errar o chute. Senti a ansiedade e o pânico, e comecei a me mover.

Perna direita, perna esquerda e chute. Acertei a bola com um impacto razoável e ela sobrevoou a linha oponente, embora tenha tremulado um pouco. Fiquei olhando a trajetória da bola, e todo mundo na linha também se virou para olhar, torcendo para que dessa vez eu finalmente conseguisse. A bola seguiu voando reto, e então caiu a cerca de trinta centímetros da barra. Eu havia errado novamente.

Max suspirou e se levantou. Eu simplesmente desabei, esperando o treinador vir gritar comigo. Em vez disso, ele correu até nós e olhou para onde estávamos posicionados. Então, virou-se para mim e apontou para o meu peito.

— A bola viajou reto — afirmou ele. — É só isso o que eu peço. Estamos a trinta e cinco jardas; portanto, só vamos chutar se estivermos a trinta ou menos. Faça a mesma coisa amanhã e vai dar tudo certo. Entendido?

— Acho que sim.

— Ótimo. Façam voltas!

O grupo resmungou em uníssono, mas em seguida todos começaram a se dirigir para a pista em torno do campo. Max surgiu ao meu lado e me deu um tapinha nas costas com um grande sorriso.

— Viu? Tá melhorando?

Dei uma risada.

— Eu errei. Acho que todo mundo só tá baixando as expectativas.

— De qualquer forma.

Ao virarmos a curva, algo chamou minha atenção. Havia uma pessoa de braços cruzados encostada em uma árvore. Sara. Max também a viu.

— Aquela é a...

— Sim.

Ele olhou para mim.

— Ela realmente gosta de você?

— Não quero falar sobre isso.

Max gargalhou e continuou correndo. Sara se limitou a sentar-se para esperar.

Sara ainda estava lá quando fui até ela uma hora depois, suado e todo vermelho. Não tinha nenhum livro em mãos, nem celular, nem nada. Estava só arrancando folhas na grama e deixando-as voar na brisa refrescante. Ela parecia estar em paz, ou distante, ao menos.

— Você assistiu ao meu treino?

Sara sorriu.

— Quase nada. Não aguento ver alguém errar um *field goal* tantas vezes. — Ela se levantou, limpando a grama da roupa. — Só não queria mais ficar em casa. Não consigo nem olhar pra minha mãe.

— A gente não tinha concordado que ela não era uma criminosa?

— Não importa. Ela deixou meu pai, pra começo de conversa. Pelo que sei, pode até ter pedido ao John pra matá-lo.

Ficamos em silêncio por um momento.

— Então, o que faremos agora? — perguntei.

Ela balançou a cabeça.

— Não sei. Não acho que temos o suficiente pra ir à polícia. Para eles, meu pai nem morto está. Ele só sumiu. Eles não têm o corpo nem nada. Temos que conseguir mais informações.

— E como vamos fazer isso?

Ela olhou para mim com uma expressão tensa.

— John vai jantar lá em casa no domingo.
— E?
— Queria que você viesse também.
— Perdão?

Sara estreitou os olhos.

— Seria tão sofrido assim jantar comigo?
— Não, eu só... Quer dizer, o que a gente falaria pra sua mãe?

Ela deu de ombros e começou a caminhar pelo parque.

— Que você é meu amigo. Ela vai ficar feliz.

Corri para acompanhá-la, tentando assimilar esse novo desdobramento.

— E o que a gente vai fazer...? Perguntar pra ele?

Sara deu uma risada.

— Não. Vamos usar nossa inteligência combinada pra fazer outras perguntas que possam nos levar à verdade. Quer dizer, você vai. Eu não falo com eles. Lembra?
— Eu não sei...
— Você tá dentro ou não?

Parei de andar.

— Escuta... Eu sinto muito pelo seu pai. E eu quero ajudar. Mas tenho a partida e...
— E não é problema seu — sussurrou Sara. Ela também havia parado de andar, mas estava de costas para mim.
— Não, não foi isso que eu quis dizer...

Ela se virou de leve, exibindo o perfil de seu rosto. Apertava os lábios para dentro da boca.

— Você tem razão. Desculpa. Isso é problema meu. — Sara começou a atravessar a rua em direção ao extenso campo do outro lado. — Você já fez muito. Obrigada, Dani.

Fiquei ali parado, prestes a sair daquela história. Mas não fui capaz. Corri atrás dela.

— Espera.

Sara não diminuiu o passo. Segurei seu braço e a detive.

— Espera.

Quando ela se virou, seus olhos cor de esmeralda estavam cheios de lágrimas.

— Essa não sou eu — disse ela, com a voz falhando. — Não devia ter pedido nada disso a você. Fui egoísta. Eu só... eu não sei mais o que fazer.

Seu braço estava tremendo sob meus dedos.

— Sinto saudade dele — sussurrou ela. — Quero meu pai de volta. Desculpa.

Sara puxou o braço. Suas bochechas estavam vermelhas. Seus olhos, arregalados. Percebi o que estava prestes a acontecer.

O Colapso.

Ela cravou os dedos no próprio peito, virou-se de costas e saiu em disparada para o campo.

CAPÍTULO 14

Fiquei tão surpreso que não me movi por um momento, abismado. Ela atravessava o campo correndo, seu rabo de cavalo balançando enlouquecidamente.

— Sara! — gritei, percebendo subitamente que ela não voltaria.

Corri atrás dela, perseguindo-a pelo campo. Vários gafanhotos saltaram para fora do caminho à minha volta.

— Sara! Espera!

Já estava na metade do campo quando peguei seu braço novamente. Ela tentou puxá-lo, mas eu segurei firme, obrigando-a a parar. Sara voltou-se para mim, com lágrimas escorrendo por seu rosto.

Nós apenas olhamos um para o outro por um momento, e então sua expressão ficou mais suave.

— Só me deixa — pediu ela. — Seria melhor. Você tem chance de ser normal, Dani. Eu não tenho.

Balancei a cabeça.

— Não. Quero te ajudar.

— Você não quer...

— Quero, sim — interrompi.

Ela ponderou sobre isso.

— Eu não devia ter fugido.

Dei de ombros.

— Não tem problema.

— Eu fico... com raiva às vezes. E então, triste. E então, nada.

Assenti com a cabeça.

— O Grande Espaço. Tá tudo bem. Eu também viajo pra lá.

Sara deu um sorriso.

— Olhe em volta. Você já desejou estar sozinho na Terra?

Olhei ao nosso redor. Estava tudo meio sereno. Nada além da grama oscilando ao vento, das casas e das nuvens flutuando lentamente pelo céu. Éramos apenas pontinhos na grama.

— Sim, às vezes — sussurrei, pensando em meu livro.

— Eu também. Você não pode ser maluco se for a única pessoa.

Sara rodopiou, levantando os braços e dando um grito. Depois, teve um ataque de riso e rolou na grama. Por fim, ficou deitada de costas, observando o céu. Mechas de cabelo cobriam seu rosto e emolduravam seus olhos.

— Eu poderia ficar aqui pra sempre — disse ela.

Deitei-me ao seu lado, assistindo à passagem das nuvens.

— O que você vê? — perguntou Sara, e olhei para ela surpreso.

Ela soara como Emma.

Refleti por um minuto.

— Liberdade — eu disse, enfim.

Ela sorriu.

— Eu também.

Após certo tempo, Sara olhou para mim.

— Vou tentar não enlouquecer de novo.

— Isso seria legal.

— Boa sorte no seu jogo amanhã. Eu até iria assistir, mas detesto futebol americano.

Dei uma risada.

— Justo.

Nós nos levantamos e começamos a caminhar para casa, bem no início do pôr do sol.

— Que horas vai ser o jantar no domingo? — perguntei baixinho.

Ela olhou para mim, surpresa, e sorriu.

O dia da partida amanheceu cinza e melancólico. Eu acordei cedo, embora na verdade não tivesse dormido mais do que uma hora, no máximo. O Ritual me mantivera acordado até as três, e depois fiquei deitado sem cair no sono até as cinco. Eram sete horas no momento, e eu havia acordado duas vezes ao longo dessas duas horas para ir ao banheiro.

Estava simplesmente deitado ali, olhando fixamente para a opaca luz filtrada ao redor da minha cortina. Era como se houvesse uma rocha sobre a minha barriga. Tentava me levantar, mas não conseguia. Tentei mais uma vez. Foram necessárias outras dez tentativas até eu ser capaz de correr para fora do quarto e descer as escadas, ainda de pijama.

Abri a porta da casa e observei o lado de fora. Estava caindo uma garoa, tornando tudo frio, úmido e escorregadio. Não eram exatamente as condições ideais para chutar. Fechei a porta e fui tentar comer alguma coisa. Não funcionou. Fiquei encarando uma torrada até Emma aparecer. Ela balançou a cabeça.

— Você devia comer — aconselhou.

— Não dá.

— É só um jogo — disse ela. — Um que você nem gosta, se me permite dizer.

— Não é um jogo — resmunguei. — É papai e mamãe assistindo. Steve. Raya. Max.

Emma franziu o rosto.

— E eu?

— Você também não liga pra futebol.

— Verdade — concordou ela. — Então pense em mim. Eu não ligo se você fizer o *kick goal* ou não.

— *Field goal*.

— Viu? — disse Emma, sorrindo. — Agora tome seu café da manhã.

Ela me acalmou o suficiente para eu me forçar a comer a torrada, mas logo depois meu pai entrou na cozinha com um sorriso radiante.

— Jogão hoje, Dani — falou ele, todo orgulhoso. — Tudo preparado?

Tínhamos que viajar para Portsmith, mas a cidade ficava só a meia hora de distância. As famílias de muitos membros do time viajavam junto conosco, portanto, era como se jogássemos em casa, independentemente de onde fôssemos. O que só significava que havia mais pessoas para me ver errar *field goals* e acabar com a partida.

— Tudo.

Ele assentiu com a cabeça.

— Ótimo. Vamos sair em vinte minutos. Vá se arrumar.

Meu pai começou a assobiar enquanto se servia de cereal. Meu estômago revirou novamente enquanto eu subia as escadas para me aprontar.

* * *

A partida começou relativamente bem. Tive que dar o chute inicial, mas sempre fui um pouco melhor nessa parte, visto que não havia nenhum alvo para errar. Consegui dar um pontapé inicial decente, e Max deu um encontrão no *returner* deles na linha de trinta jardas, o que foi uma boa jogada. O treinador Clemons até me deu um tapinha nas costas quando me retirei do campo, e minha mãe fez um sinal positivo, com o polegar, da arquibancada.

Apesar do tempo, a torcida tinha comparecido em grande número. Raya e Clara estavam lá, cobertas de jaquetas, cachecóis e luvas para se manter protegidas do frio úmido de novembro. Até Steve tinha vindo, pela primeira vez, provavelmente na expectativa de me ver fazer papel de bobo. E ali, sentado algumas fileiras abaixo da mãe de Max, estava o pai dele. Eu já o tinha visto em fotos, embora agora ele tivesse barba e alguns fios grisalhos infiltrados em seu cabelo preto. Assistia a Max com uma expressão orgulhosa, como se tivesse esse direito.

Max, por sua vez, parecia possuído enquanto jogava. Marcou um *touchdown* em nosso primeiro controle da bola, colocando o time na dianteira com 6–0. Entrei em campo para dar o chute extra, tentando permanecer calmo. *Apenas visualize o chute.*

O *center* passou a bola para trás, Max a posicionou e eu dei meus dois passos e chutei. Tudo ficou em silêncio enquanto a bola sobrevoava o nublado céu matinal. E, então, ela passou por entre os postes. Meu chute tinha dado certo.

Max me agarrou com um dos braços, dando um grande sorriso.

— Sabia que você era capaz!

Quando estávamos saindo do campo, o treinador Clemons me deu mais um tapinha no ombro. Tudo parecia um sonho bizarro.

A partida prosseguiu mesmo com a névoa e a umidade, mas não havia ninguém com frio. O jogo só estava esquentando. Os árbitros tiveram que interferir duas vezes para conter jogadores se empurrando. Os dois bancos não paravam de gritar na direção um do outro. Certa hora, o treinador Clemons atirou seu boné no chão e invadiu o campo, gesticulando desenfreadamente por causa de uma decisão do árbitro.

Eu mal reconhecia Max. Ele andava de um lado pro outro na lateral do campo, com o rosto vermelho, berrando ordens e parecendo cada vez mais alucinado. Teve um momento em que ele até segurou meus ombros e me sacudiu.

— A gente vai vencer, Danizinho — disse. — Você consegue, parceiro.

Max correu para longe e eu só balancei a cabeça. Ele estava falando igual ao restante do time. Acho que nunca tinha me chamado de "Danizinho". Era algo que Taj falava o tempo todo.

Percebi que estava ficando meio entusiasmado. Eu era parte da equipe.

Faltavam dois minutos para o fim do jogo quando aconteceu. Estávamos à frente no placar, com 31–25, quando eles marcaram um *touchdown*. O outro *kicker* converteu o chute e, então, ficamos atrás por um ponto. Era o meu pior pesadelo. Fiquei sentado no banco rezando para Max marcar restando um segundo de jogo e não precisarmos de um chute. Mas minhas preces não adiantaram.

O time iniciou a série de jogadas do *drive* na nossa linha de quarenta jardas. Algumas conversões. Tempo morto. Fomos detidos novamente a trinta e nove jardas do lado deles com dois *downs*. Um dos nossos *running backs*, Kyle, conseguiu avançar mais um pouco, centralizando a bola a trinta e quatro jardas. E, então, todos se voltaram para mim. O treinador Clemons apareceu na minha frente com cara de pânico. Tentou agir com calma.

— Vai lá, filho — disse ele, solenemente. — Me deixe orgulhoso.

Caminhei por entre a equipe como se estivesse indo para a forca. Meus braços estavam rígidos. Escutei minha mãe no meio dos gritos da torcida:

— Arrebenta, Dani!

Valeu, mãe.

Dei uma corridinha até a linha de trinta e quatro jardas, e Max me pegou pelos ombros de novo.

— Você consegue.

Assenti com a cabeça, sem confiar na minha habilidade de falar. Minha respiração estava estranha. Meu estômago doía.

Mas eu era capaz. Só precisava chutar a bola reto.

Assumimos nossas posições. Dei dois passos para trás. Estava tremendo terrivelmente. *Pense em Emma*, lembrei a mim mesmo. *Ela não liga. E Sara também não.* Pensei nela, deitada na grama, olhando para as nuvens.

Ela não ligava para futebol americano.

— *Hut!* — gritou Max.

A bola voou para trás, ele a posicionou e eu chutei.

Parecia que tudo havia parado no tempo, menos a bola. Não pude ouvir os berros de Max, a linha oponente avançando, nem mesmo a torcida. Só observei a bola girar, flutuando em direção aos postes. O contato fora melhor desta vez; ela não estava tremulando. Esse tinha sido o melhor chute da minha vida. E então, a bola bateu na trave.

O choque provocou um ruído metálico e, com o abalo, a bola voou de volta para o campo. Caiu bem nas mãos de um Portsmith

Potter que havia recuado para aparar quaisquer erros. Eu ouvi os gemidos. Os grunhidos. Estava tudo acabado.

Então, o jogador do Portsmith tomou uma decisão imprudente. Ele viu uma abertura para chegar à nossa *end zone* e correu em disparada. Por um segundo, todos em nosso time ficaram surpresos demais para reagir, mas enfim iniciaram a perseguição. Eu fui junto, ainda sofrendo com a humilhação. O jogador só precisava ser derrubado ou os Potters teriam que deixar o relógio correr e acelerar o fim do jogo. Mas ele continuou correndo. Seu caminho estava livre pelas laterais, e ele queria a glória.

Max a queria mais ainda. Enquanto eu corria atrás do rapaz, Max surgiu do nada e deu um encontrão tão forte no jogador que ele foi lançado para fora do campo, a bola caindo de suas mãos. Ela quicou uma vez e parou em frente aos meus pés.

— Vai! — gritou Max.

Não tive escolha. Peguei a bola e comecei a correr. Tudo estava acontecendo muito rápido. Um Portsmith Potter se aproximou de mim, mas Taj o empurrou para longe e ambos caíram em um montinho. Continuei correndo. Os bloqueios se prepararam mais à frente nas laterais, e eu corri o mais rápido possível. Não havia o que pensar. Somente acelerei até me encontrar na *end zone*. De repente, meu time inteiro estava correndo até mim, pulando e gritando. Eu apenas fiquei parado com a bola em mãos, e em seguida fui atirado no chão pelo restante da equipe, todos me abraçando e me dando tapinhas e depois até me levantando em seus ombros.

Vi os meus pais se abraçando na arquibancada. O treinador Clemons pulando.

Com um enorme sorriso no rosto, deixei-me levar pela comemoração.

CAPÍTULO 15

Foi o melhor dia da minha vida. O time celebrou o dia inteiro na casa do treinador Clemons com um churrasco. Max passou a tarde toda radiante, mesmo depois de seu pai só ter apertado sua mão e voltado para o carro.

Era tudo um borrão de risadas e parabéns, e o sentimento de que as pessoas gostavam de mim.

Foi ótimo, porém o único lado negativo era a dura realidade de que teria que repetir aquilo na semana seguinte.

Eu realmente esperava que Kevin já tivesse melhorado, até lá.

Quando finalmente chegamos em casa, eu estava exausto e subi as escadas para descansar. Caí na cama e fiquei olhando para o teto, alegre. Não tive muita chance de conversar com Raya depois da partida, mas vi que ela estava sorrindo enquanto eu era carregado pelo campo. Ela havia dito que não curtia futebol americano, mas todo mundo gostava de um herói. Segundo o Steve, pelo menos.

Imaginei Raya sorrindo e me perguntei se havia possivelmente alguma chance de ela estar pensando em mim.

Esperava que sim.

Porém, parte de mim também se lembrou de que a pessoa que eu visualizara logo antes de dar o chute tinha sido Sara Malvern. E pensei em como me deitara ao seu lado no campo, admirando as nuvens. Pensei no cabelo que sempre voava em seu rosto, cobrindo até seus lábios. Pensei em seus dedos nas minhas bochechas.

Mas eu não podia gostar de Sara Malvern. Ela era estranha e me lembrava constantemente de que eu também não era normal. E eu queria ser normal, mais do que qualquer outra coisa no mundo. Queria ser o garoto que fui hoje.

Naquela noite, assisti a uma partida de futebol americano com meu pai. Não fazíamos isso com frequência, mas ele me convidou para descer e ver o jogo enquanto comíamos batata chips. Steve tinha saído e Emma não se interessou, portanto éramos só nós dois.

Eu torcia para o mesmo time que ele: Ohio State. Sentia que era minha obrigação. E apesar de não gostar de assistir a futebol americano universitário, fiquei feliz de estar ali com ele.

— Que jogada aquela, hoje — disse meu pai.

— Pois é — respondi. — Acho que tive sorte.

— Sim, mas você também teve que tirar proveito da sorte. Não vejo um fim de jogo como aquele há anos.

Dei de ombros.

— Também não. Só estou feliz que vencemos.

Eu já estava um pouco distraído. Comi uma batata no primeiro quarto de jogo e tive uma sensação estranha. Decidi que era porque tinha mastigado errado e comi outra. Três mordidas. Depois, quatro.

Comecei a comer todas. Estava sentado ali escutando meu pai, mas minha cabeça estava focada nas batatas. Meus pensamentos corriam. *Se eu não consertar isso, vou estragar meu dia inteiro. O que eu fiz de errado? Foi o número quatro? Cinco? O que eu fiz?*

Comecei a suar um pouco e tentei me conter, mas não consegui. Peguei mais uma batata.

— Como vai a escola? — perguntou meu pai, sem tirar os olhos da TV.

— Bem — falei. — Sem problemas.

Minha mão se estendeu para a tigela.

— Dez em tudo?

— Tudo menos matemática.

Ele olhou para mim, franzindo a testa.

— De novo? Qual é o problema com a matemática?

— Nenhum — murmurei. — Só não é minha melhor matéria, eu acho.

Meu pai bufou, incrédulo.

— Você tirava dez até dois anos atrás. Eu e sua mãe somos bons em matemática. Como é que você pode ser ruim?

— Sei lá.

Cinco mordidas. Seis. Sete. Minhas mãos tremiam na tigela. Eu estava coberto de suor a essa altura. Senti minha pele corar, queimando e formigando. Por que eu?

Lembrei o que Sara havia dito. Que éramos Crianças das Estrelas. Que éramos especiais e não nos encaixávamos neste mundo. Era por isso que ela tomava remédios. Era por isso que eu tinha mania de contar.

Meu pai virou-se de volta para a TV.

— Bem, talvez a gente devesse dar uma estudada amanhã. Escute, sua mãe e eu estávamos conversando sobre uma coisa. Tirando isso, tá tudo bem com você?

— Tipo o quê? — perguntei, ainda distraído com as batatas e os números.

Meu pai pareceu ficar desconfortável de repente.

— Você tem dormido bem? É só que eu acordei de madrugada ontem e vi sua luz acender. E depois apagar.

Ele não precisou falar mais nada. Tinha me visto ligando e desligando o interruptor. Tirei minha mão das batatas.

— Ah. É, isso foi esquisito. Minha lâmpada estava fazendo um barulho de zumbido. Eu desliguei e liguei algumas vezes e o zumbido parou. Fiquei acordado lendo... Nervoso por causa do jogo, acho.

Ele pareceu aliviado.

— Certo. Eu disse pra sua mãe que não devia ser nada. Um zumbido estranho? Vou dar uma olhada.

Retornamos ao futebol americano e o meu pai não tocou no assunto de novo. Esperei um pouco e, enfim, comi mais uma batata.

Bati à porta, me sentindo como se estivesse prestes a chutar mais um *field goal* decisivo. Minha mãe havia insistido para eu vestir uma camisa bonita e calça cáqui quando soube que jantaria na casa de Sara. Ela estava convencida de que Sara era minha namorada agora, apesar das minhas objeções. Aguardei por um momento, pensando na possibilidade de fugir. Tarde demais.

A porta foi aberta por um homem grande e tatuado. John. Ele me examinou, claramente tentando lembrar de onde me conhecia.

— A Sara tá em casa? — perguntei.

Ele continuava com o rosto franzido.

— Você não é o...

Assenti com a cabeça.

— Sim. Divulguei o concurso do jornal. Espero que você vença! — disse, docilmente.

Ele riu sem abrir a boca e me deu passagem.

— John. A Sara tá lá em cima. Pode esperar na cozinha.

Tirei meus sapatos e comecei a andar pelo corredor, olhando ao redor, curioso. O piso de madeira estava impecável e brilhante, e as paredes eram decoradas com fotos de Sara. Não havia nenhuma de seu pai. Na verdade, eu tinha contado pelo menos dez fotografias de Sara antes mesmo de chegar à cozinha, o que era um pouco esquisito. Sua mãe estava ao fogão, fatiando uma carne assada. Ela se virou para mim quando eu entrei, e sorriu, seus olhos me analisando.

A mãe de Sara se vestia parecido com a minha, e reparei que ela tinha o mesmo nariz pequeno da filha. Fazia um par estranho com John, mas parecia muito feliz em me ver.

— Oi — cumprimentou. — Dani, certo?

— Isso — afirmei, apertando sua mão. — Prazer em conhecê-la, sra. Malvern.

— Digo o mesmo — falou ela, soando sincera. — Pode me chamar de Michelle. — Ela olhou para mim atentamente. — Quer beber algo?

— Ahn... claro.

Michelle se apressou até o congelador.

— Sente-se. Sara vai descer em um segundo. Sprite?

— Ótimo. Obrigado.

Ela colocou a Sprite em cima da mesa e olhou para mim de novo, sorrindo enquanto John se sentava na outra ponta pesadamente.

— Quer dizer que você é da escola da Sara?
— Isso.

A mãe assentiu com a cabeça.

— E vocês se conheceram... como?

Ela queria saber como eu havia feito amizade com uma garota que não falava. Que fazia tratamento com remédios e tinha dependido de uma monitora durante sua vida inteira. Meus olhos se voltaram para John por um segundo e então dei de ombros.

— Durante as aulas e tal.

Michelle sorriu e voltou a cozinhar, me deixando sozinho com John. Ele estava lendo algo no celular. Levantou seus olhos escuros para mim, guardou o celular e tomou um gole de cerveja.

— Então, você... hum... é do oitavo ano também? — perguntou com a voz rouca. Seu cabelo estava penteado para trás, deixando exposta uma cicatriz branca no alto do contorno do cabelo. Suas bochechas estavam cobertas por uma barba grisalha, e pude ver uma tatuagem em seu pescoço.

— Sim — murmurei.
— Joga futebol americano?

Assenti com a cabeça.

— *Kicker*.

— Maneiro — disse ele, virando-se para a mãe de Sara e obviamente torcendo para que ela se sentasse logo. Tive a impressão de que ele não estava muito animado para jantar com a filha estranha de sua namorada e o amiguinho dela.

— Sara! — chamou Michelle, servindo o jantar à mesa.

Parecia uma delícia, mas eu não estava com fome. A mãe de Sara sentou-se na cabeceira da mesa e fez um gesto na direção dos pratos.

— Pode atacar, Daniel. Rosbife. Minha especialidade.

Estendi o braço com certa hesitação e me servi um pouco, sentindo os olhares dos dois em mim. Havia um pedaço de papel no meu bolso fazendo barulho: o roteiro de Sara. Eu tinha uma sequência rigorosa de perguntas a seguir. Meu estômago se revirou.

— Uau — disse John, subitamente, e me virei para o corredor.

Também tive vontade de dizer "uau". Ali estava Sara... de certa forma. Ela surgiu de vestido azul e um cinto branco, o cabelo preso para trás com uma fita branca, combinando com o cinto. Parecia até que estava de maquiagem. Sua mãe juntou as mãos com uma expressão encantada.

— Ficou ainda melhor do que eu esperava — murmurou ela.

— Você está linda. Sente-se.

As bochechas de Sara estavam levemente avermelhadas quando ela se sentou à minha direita, sem retribuir meu olhar. Ela realmente estava linda. Não tirou os olhos do prato enquanto John se servia de rosbife.

— Estávamos conversando com o Daniel sobre a escola agora — disse sua mãe. — Vocês têm algum professor em comum?

— Não — respondi. — Sara normalmente... — Fiz uma pausa. — Quer dizer, talvez. Ela é brilhante, então provavelmente está à frente de todo mundo.

Os lábios de Sara se curvaram em um sorrisinho.

— Ela é mesmo — disse a mãe, orgulhosa. — Está aprendendo matemática de nível superior. Mas não é uma grande... comunicadora.

John segurou um riso irônico, e a mãe de Sara lançou-lhe um olhar repreensivo. Decidi simplesmente voltar ao meu prato. Então, senti um chute.

— Como vocês dois se conheceram? — perguntei subitamente, olhando de relance para Sara.

Sua mãe pareceu ter sido pega de surpresa.

— Ah. Bem... Acho que foi numa ocasião social em algum lugar.

— Num bar — afirmou John.

Os olhos de Sara voltaram-se rapidamente para ele. Então, ela me chutou de novo e eu me contraí.

— Legal — murmurei. — Recentemente?

Michelle me observou por um momento. Sara tinha os mesmos olhos penetrantes da mãe.

— Faz cerca de um ano.

— Mais que isso — disse John. — Dois anos, pelo menos.

A mãe de Sara disparou mais um olhar para John, e então virou para mim.

— Mas não vamos ficar falando de nós, velhos. Há quanto tempo vocês dois são... amigos?

Olhei para Sara, mas ela, é claro, permaneceu em silêncio.

— Não tem muito tempo. Umas duas semanas.

— Vocês conversam bastante? — perguntou John com um sorriso malicioso. A mãe de Sara lhe dirigiu outro olhar aborrecido.

— Demais — afirmei.

Michelle me encarou.

— Vocês... conversam?

— Claro. A gente conversa o tempo todo. Não é? — perguntei, olhando para Sara. Ela assentiu.

— Ah — disse sua mãe. — Que bom.

Mais um chute. Estava começando a doer.

— O que você faz da vida, John? — perguntei.

Eu nunca falava com adultos desse jeito. Nem com ninguém. Mas minha canela estava doendo.

John se reclinou na cadeira, engolindo um grande gole de cerveja.

— Trabalho na fábrica automotiva — disse ele. — Estou lá há anos. Também faço uns bicos. Construção e por aí vai. Você sabe como é.

Não sabia, mas fiz que sim com a cabeça.

— Filhos?

— Não. Não sou muito chegado a crianças. Sem ofensa.

— Imagina.

A mãe de Sara estava claramente ansiosa para retomar a conversa:

— Enfim, os seus pais fazem o quê?

— Meu pai é engenheiro. Minha mãe faz trabalho voluntário e tal.

— Muito legal.

Outro chute. Fiz uma cara feia para Sara e ela retribuiu na mesma moeda.

— Mas então — disse, voltando-me para John —, você caça ou algo assim? Vi aquela caminhonete enorme na sua entrada.

John assentiu.

— Sim. Caço, pesco.

— Maneiro. O que você usa? Tipo, um rifle ou um arco...

— Rifle — disse ele. — Com mira e tudo. É bacana. Você sabe atirar?

— Não. Sempre me perguntei... é possível caçar usando pistolas também ou só rifles?

Ele deu de ombros.

— Possível é, mas por que você faria isso? Melhor usar o rifle.

— Saquei. Então você nem deve ter uma pistola, certo?

John ergueu uma das sobrancelhas e comeu uma garfada do rosbife.

— Não. Só o rifle.

Nada de chute. Ufa. Porém, isso também significava que John estava mentindo sobre a arma, o que não era um bom sinal, considerando que havíamos encontrado uma em sua gaveta.

O restante do jantar procedeu de forma relativamente normal. A mãe de Sara me fez mais algumas perguntas, John contou uma história sobre quando matou um veado, e Sara ficou sentada em silêncio com os olhos voltados para seu prato. Foi a hora mais longa da minha vida. Após comermos uma torta de café, Sara pegou meu braço e me levou para fora da cozinha. Descemos até o porão, onde nos sentamos em frente a uma enorme TV. Ela olhou para mim, sorrindo.

— Você foi ótimo.

— Obrigado — murmurei. — Mas acho que não conseguimos muita coisa.

Sara balançou a cabeça.

— Conseguimos, sim. Ele tá mentindo sobre a arma, faz uns bicos pra ganhar dinheiro e conheceu minha mãe ainda antes do que eu imaginava. Ele matou meu pai, Dani. Nunca tive tanta certeza sobre isso.

— No fundo você não torce pra estar enganada?

Ela olhou nos meus olhos.

— É claro. Mas meu pai nunca me deixaria, Dani. Nunca. Se ele tivesse ido embora, teria me levado junto. Nós éramos mais próximos do que qualquer coisa. Só existe um motivo pra ele ter partido.
— Então, o que faremos agora?
Sara deu um suspiro e olhou para a TV.
— Não faço ideia.

CAPÍTULO 16

Quando me dei conta, já era quarta-feira. Estávamos treinando todos os dias agora, e nem minha folga de terça eu tive. Não falava com Sara desde domingo, porém pensava nela direto. Era inevitável.

Passava a maior parte do tempo pensando na partida dos play-offs no sábado, visto que Kevin ainda não tinha melhorado e tudo levava a crer que eu jogaria de novo. Todos os caras continuavam falando comigo, o que era legal, mas eu tinha ânsia de vômito sempre que o jogo era mencionado.

Não sei se era devido ao nervosismo, mas o Ritual estava ficando cada vez mais longo. Na noite anterior só consegui dormir às cinco da manhã. Nas horas antes disso, fiquei chorando em silêncio, e cheguei a arranhar meu rosto sem pensar enquanto tentava parar o choro. Sentia-me cansado o tempo todo.

Naquela noite, depois do treino, Sara estava me esperando novamente. Corri até ela, ciente de que provavelmente eu fedia a equipamento de futebol americano. Ela sentiu.

— Você tá meio fedorento — comentou ela, sorrindo.

— Pois é — murmurei, dando um passo para trás. — Desculpa.

Ela fez um aceno indicando que não se importava.

— Sem problema. Você fica bonitinho quando tá suado.

— Hum... obrigado.

— Imagina. Agora, tive uma ideia.

Sara tirou seu celular do bolso e olhou para mim, esperando que eu adivinhasse.

— Vamos ligar para alguém...

Ela deu uma risada.

— Não exatamente. Vamos gravá-lo. Não acredito que eu não tinha pensado nisso antes.

— Mas o áudio não seria aceito como evidência num tribunal, lembra? Aprendi vendo *Lei & Ordem*.

Sara assentiu com a cabeça.

— A menos que gravasse por acidente. Eu dei uma pesquisada. A gente vai deixar o celular cair debaixo do sofá dele "sem querer". A bateria dura dois dias sem carregar, mesmo gravando. Aí retornamos e pegamos o celular de volta.

— Como é que a gente sabe se o John vai falar alguma coisa? Ele mora sozinho.

Sara sorriu e deu um tapinha no meu braço.

— Ah, Daniel. A essa altura você já deve saber que eu sou bem mais esperta do que isso. Vamos?

— A gente vai agora?

— Deus ajuda quem cedo madruga.

Ela segurou meu braço e me arrastou junto, quase saltitando. Não pude deixar de sorrir. Durante o caminho, fui evitando pisar nas divisórias dos ladrilhos da calçada, como de costume. Não era uma boa ideia quebrar a tradição logo antes de voltar à casa de um assassino. Tive que parar de andar algumas vezes ou dar passos mais longos do que o comum. Sara notou.

— O que há de errado com você?

Olhei para ela, surpreso.

— Que foi? — perguntei.

Ela olhou nos meus olhos fixamente. Hesitei.

— Não sei. Eu... só faço coisas às vezes. Pra impedir coisas ruins.

Sara me observou atenciosamente.

— Funciona?

— Acho que sim — murmurei.

— Você já contou isso pra alguém?

— Não. Não quero que pensem que eu sou maluco.

Ela deu um sorriso sutil.

— Imaginei.

Não trocamos mais nenhuma palavra até chegarmos à rua de John. Sua caminhonete estava estacionada na entrada.

— Ele tá em casa — afirmei. — Vamos ter que voltar depois.

Sara bufou.

— Não dá pra sem querer largar um celular depois de invadir a casa. O juiz não chamaria isso de acidental, não é mesmo? É claro que ele tá em casa. Eu conferi seus horários. Vamos fazer uma visitinha.

— Por quê?

Ela deu de ombros.

— Você vai dizer a ele que me arrependo de estar sendo tão difícil. E que quero deixar minha mãe feliz e fazer as pazes com ele.

— Enquanto o investigamos por assassinato.

— Precisamente.

Dei um longo suspiro.

— Que divertido isso vai ser.

John abriu a porta, e seus olhos se voltaram imediatamente para Sara. Sua testa de Neandertal enrugou-se em profunda confusão. Ele estava bebendo uma cerveja, a garrafa envolta por uma mão tão peluda que mais parecia uma luva de lã. Virou-se para mim.

— Diz aí — cumprimentou ele, com a voz rouca.

Hesitei em responder:

— Sara queria te visitar. Ela queria pedir desculpas por ter sido tão... arredia com você. Só estava aborrecida por causa do pai. Mas ela deseja que a mãe dela seja feliz e quer te conhecer melhor.

John não reagiu por um instante. Ele usava uma camiseta regata, e vi que seu bíceps direito tinha a tatuagem de uma mulher com um vestido vermelho. Ele flexionou o braço ao beber um gole de sua cerveja e dar de ombros.

— Vocês querem entrar rapidinho ou algo assim, então?

Olhei para Sara, que assentiu com a cabeça.

— OK — disse John, claramente nem um pouco entusiasmado. — Não reparem na bagunça.

Entramos na casa e o seguimos até a sala de estar, que continuava uma zona de pratos com restos de comida e garrafas de cerveja vazias. Ele fez um gesto para nos sentarmos em um sofá velho verde-musgo e se acomodou em uma poltrona reclinável.

— Eu não recebo muitos hóspedes — disse ele.

Sara e eu nos sentamos, um pouco mais próximos do que o normal, e dei um sorriso falso.

— Sem problema. Então... humm... Sara não é muito de falar, como você sabe.

— Pra dizer o mínimo — respondeu ele, olhando para Sara. Ela não tirou os olhos do chão.

— Mas ela me contou que sempre te evitou, fazia caras feias pra você e essas coisas.

John deu uma bufada.

— É por aí mesmo. Mas tudo bem. Eu imagino que não deve ser fácil um cara qualquer aparecer na sua casa.

Ela levantou a cabeça e olhou para ele. Por um instante, achei que Sara fosse falar. Mas não falou. Uma de suas mãos estava se revirando num bolso, no entanto, e a outra estava em seu peito. Torci para que ela não tivesse um Colapso ali naquele instante.

— Pois é — falei. — Ela só sente falta do pai... Você sabe como é. Fica se perguntando por que ele foi embora e tudo mais.

John deu um longo gole de sua cerveja, esvaziando-a. Colocou a garrafa em cima da mesinha de centro.

— Pais às vezes vão embora mesmo — disse ele. — O meu também foi. Mas sua mãe me mostrou a carta. Ele claramente se importava com você. Isso não teve nada a ver com você, Sara.

Ela não olhou para ele. Suas mãos estavam tremendo de novo. Era hora de partirmos.

— Aonde ele foi? — perguntou ela, baixinho.

John a encarou surpreso, assim como eu. Ele inclinou o corpo para frente.

— Quer dizer que você fala.

— Aonde? — repetiu Sara.

John recostou-se e balançou a cabeça.

— Não sei, menina. Ele só foi embora.

O cômodo ficou em silêncio, até que John se levantou.

— Preciso de uma cerveja.

Ele caminhou para fora do cômodo ruidosamente, balançando a cabeça, e eu me voltei para Sara. Seu rosto estava rígido. Mas ela lentamente retirou o celular do bolso e o deslizou para baixo do sofá. Depois fez um gesto afirmativo com a cabeça e ambos nos levantamos.

John voltou da cozinha e nos viu.

— De saída?

— Sim — respondi. — Obrigado. A gente tem que ir. Só queríamos... dizer aquelas coisas todas, acho. Obrigado.

Apertamos o passo em direção à porta, e ele nos seguiu lentamente. Não gostei nada da expressão em seu rosto. Era desconfiada, fria e passava o recado de que não seríamos mais bem-vindos ali.

Mas então John me surpreendeu. Ele olhou para Sara e disse:

— Eu sinto muito pelo seu pai.

Os dois se encararam por um instante, mas em seguida Sara correu para o lado de fora, no meio da noite. Fui atrás dela, que já havia atravessado meio quarteirão quando a alcancei. Ela estava com a pressa de uma tempestade.

— Você tá bem?

— Como ele pôde? — sussurrou Sara. — Ele olhou bem nos meus olhos e se desculpou por ter matado meu pai.

— Ele não disse...

— Não precisou dizer — interrompeu ela, olhando para mim com o rosto angustiado. — Vamos fazer ele pagar por isso.

— Aonde você vai agora?

Sara seguiu reto com o olhar fixo adiante, tão rápido que eu quase tive que correr para acompanhá-la.

— Vou fazer umas ligações.

***

Tínhamos que esperar dois dias, e Sara não me atualizou sobre nenhuma de suas atividades. Eu não tinha tanta certeza de que queria saber de qualquer maneira. Plantar um celular no modo de gravação e fazer ligações instigantes estava começando a parecer um drama policial. Mas eu já havia concordado em voltar com ela à casa de John para resgatarmos o celular na sexta-feira. Até lá, tinha muita coisa no que pensar.

Era o último intervalo de quinta-feira à tarde quando Raya se aproximou de mim. Eu assistia aos outros garotos jogarem basquete, mas estava com dor de barriga, portanto não joguei. Achava melhor quando tinham a expectativa de que eu fosse fracassar. No momento, todos esperavam que eu marcasse mais um *touchdown* no sábado ou algo assim.

— Tá se divertindo? — perguntou Raya, parando ao meu lado.

Seu cabelo estava solto, na altura dos ombros e um pouco ondulado. Senti meus joelhos vacilarem.

— É óbvio — respondi. — Estou fazendo minha coisa favorita. Não jogar.

Ela deu uma risada.

— Ouvi dizer que você não vai ter essa sorte no sábado.

— Não — falei, dando um suspiro. — Acho que estou fadado a jogar de novo.

Percebi pela primeira vez que as mãos de Raya estavam um pouco inquietas à frente de seu corpo.

— Escuta... Vou chamar um pessoal pra ir lá em casa amanhã à noite. Meus pais acabaram de liberar. Nada especial, só pra ficar de bobeira no porão e tal. Você quer vir?

— Claro — respondi na mesma hora.

Raya sorriu.

— Maravilha. Chame o Max também, é claro. Enfim... continue o ótimo trabalho.

— Vou tentar.

Enquanto ela se afastava, voltei-me novamente para o jogo sem conseguir esconder meu enorme sorriso.

Naquela noite eu estava deitado no carpete ao lado de Emma, olhando para o teto. Havia um livro aberto no peito de cada um: *Um conto de duas cidades* no meu, e *O único e eterno rei* no dela. Nossos olhos estavam no estuque, como de costume. Já tínhamos criado uma história elaborada sobre um reino perdido.

— Um garoto me chamou de feia hoje — disse Emma.

Virei-me para ela.

— O quê?

— Foi. Ele atirou um negócio em mim e me chamou de feia. E depois de nerd.

Ela contou isso casualmente, como se estivéssemos discutindo o clima ou algo nessa linha.

— Você falou com os professores ou algo assim?

Emma deu de ombros.

— Era só uma bolinha de papel. Nada de mais.

— Ah... — Voltei a contemplar o teto. — E o que você respondeu?

— Nada. — Ela fez uma pausa. — Mas eu chorei. No banheiro, mais tarde.

Senti uma onda de raiva dentro de mim.

— Quem é esse moleque?

Ela deu uma risada.

— Você não precisa bater nele, nem nada. Foi só a primeira vez que isso aconteceu.

—Já passei por isso — murmurei.

Emma olhou para mim.

— Você me acha feia?

— Claro que não. Mas talvez você seja uma nerd.

Ela riu.

— Com certeza. Mas então, como vão as coisas com a Raya?

— Ela me convidou pra casa dela amanhã. Uma festa ou algo assim.

— Parece divertido.

— Quem sabe?

Emma ficou em silêncio por um bom tempo.

— E aquela outra garota? Sara?

— Ela é só uma amiga.

— Nem acredito que agora você tem duas garotas que falam contigo.

Dei um suspiro.

— Nem eu.

Quando ela foi se deitar, sentei-me, cansado, em frente ao computador. Tive aquela sensação familiar de ansiedade e temor, ou o que quer que fosse que sempre provocava os Choques noturnos; portanto, decidi abrir o laptop.

Daniel apanhou sua mochila de suprimentos. Quando encontrou Sara na porta, ela o encarou com uma expressão resignada.

— Tá parecendo que você vai a uma excursão de campo — disse ela.

Ele a examinou: bandana prendendo o cabelo, braços expostos, taco de croqué que aparentemente não era um taco de croqué apoiado em seu ombro como um rifle.

— Arma? — perguntou ele.

— Isso.

Seu pai não possuía uma arma de fogo, portanto Daniel pegou um taco de beisebol. Segurou o cabo com as duas mãos e assentiu com a cabeça. Sara verificou o lado de fora, então abriu a porta e se apressou a sair para a ofuscante luz do dia.

O silêncio era quase esmagador. Não havia nada além do vento, do farfalhar das folhas e dos passos rápidos e furtivos de Sara indo em direção a um sedã verde estacionado na entrada da casa. Daniel conferiu se havia alguma forma alta e negra, mas não viu nada. Os dois entraram no carro.

— Você sabe ao menos dirigir? — perguntou Daniel enquanto ela colocava o carro em marcha a ré.

Sara olhou para ele.

— Isso importa?

O carro derrapou na saída da vaga e seguiu acelerado na pista, deixando sua rua ao fazer uma curva e disparando em direção à estrada. Passaram por casas vazias e carros e bicicletas abandonados. Era o cenário mais sinistro que ele já tinha visto; uma desolação completa. Exceto por ela.

— Lindo, não acha? — perguntou Sara, observando as casas que ficavam para trás.

Daniel olhou para ela.

— Não é a palavra que eu usaria pra descrever.

Sara virou-se para ele e sorriu.

— Você vai entender, no final. Vive sozinho há um tempão. Só que agora está finalmente percebendo.

— O que são aquelas criaturas?

Sara hesitou.

— Não sei. Meu pai era um guardião, assim como o seu. Eram parte de uma ordem chamada de Vigilantes. O que eles faziam, eu não sei, mas tínhamos uma estação em nosso porão. Sei apenas que eles monitoravam a frequência espacial. Quando você a alterou, fez com que todos deslizassem pela fenda. Só consigo imaginar que você deve ter trazido algo a mais de volta.

Daniel coçou a testa, bastante preocupado.

— Quanto tempo até Nova York?

— Doze horas — respondeu ela. — Pode ir se acomodando.

Salvei o arquivo e me dei conta, tardiamente, de que havia finalmente passado da página um. Era um começo, pelo menos. Estava prestes a fechar o laptop quando recebi a notificação de um e-mail na tela.

Vamos pegar o celular amanhã às 19h. Até que horas você pode ficar na rua? Temos muito material pra ouvir.

Reclinei-me na cadeira. Sara não ficaria nada feliz.

CAPÍTULO 17

Oi, Sara. Desculpa se esqueci de mencionar... Ainda posso buscar o celular com você, mas depois tenho que ir. Fui convidado pra festa da Raya. Mas com certeza ainda vou com você buscá-lo. Desculpa.

Esperei nervoso por sua resposta. Com sorte, ela entenderia. Demorou somente alguns segundos.

OK.

Eu estava longe de ser um especialista no comportamento feminino, mas presumi que aquela não era uma boa resposta.

No dia seguinte, Sara cruzou comigo no corredor da escola e nem olhou para a minha cara. Tentei correr atrás dela, mas Max perguntou aonde eu ia. Respondi que a lugar nenhum e continuei andando. Ainda não queria que ele soubesse que eu estava passando tanto tempo com Sara. Especialmente levando em conta o que estávamos fazendo.

Durante o recreio, fiquei de olho em minha irmã, que normalmente lia sozinha em um canto do pátio, encostada em uma grade de arame. Estávamos jogando basquete, mas o pátio da escola era bastante amplo e aberto, então eu podia enxergá-la claramente. Queria ver se algum garoto se aproximaria dela, mas quando o sinal tocou ninguém havia chegado a sequer vinte metros de distância. Ótimo. Caso contrário, teria sido obrigado a fazer alguma coisa, e realmente detesto confrontos. Se fosse um garoto de nove anos maiorzinho, talvez ele me vencesse em uma briga, o que seria humilhante.

Na hora do almoço, havia um monte de gente conversando sobre a festa de Raya.

— Que horas você vai? — perguntou Max.

Comi um pedaço da minha mortadela.

— Não sei. Que horas se costuma chegar em festas?

— Oito ou oito e meia. Tenho que estar em casa às onze por termos jogo no dia seguinte.

— Beleza. Minha mãe vai te buscar pra irmos juntos.

Max abriu um sorriso.

— Numa escala de um a dez, quão nervoso você tá?

— Prefiro não comentar.

Eu já havia comparecido a algumas festas na casa do Max, mas nada além disso. E Raya nunca estivera em nenhuma delas. Certa vez, fui com um grupo ao cinema, mas Raya estava sentada, tipo, a umas nove poltronas de distância. Dei uma espiada no lugar onde ela estava, comendo com Clara e as outras meninas. Ela me viu olhando e sorriu, porém eu virei o rosto na mesma hora, profundamente envergonhado. Estava tão nervoso para a festa que não conseguia nem pensar sobre voltar à casa do John.

— A gente só vai ficar sentado vendo filmes e conversando — disse ele. — Confie em mim, não vai ser nada muito empolgante. Honestamente, eu estava pensando até em faltar por causa do jogo, mas sabia que você não deixaria de ir.

Olhei para ele, escandalizado.

— Nem pense em faltar.

Max riu e balançou a cabeça.

— Relaxa. A gente vai. Podemos ficar de bobeira depois do treino, se você quiser... ir direto da sua casa.

Virei o rosto rapidamente para minha comida.

— Não. Tenho que fazer... dever de casa.

— Sexta-feira à noite?

— Pra adiantar.

Ele riu sem abrir a boca.

— Você é um baita nerd. Só me busque às oito e meia, então.

— Combinado.

O treino daquela noite foi ainda pior do que o normal. Errei um chute a quinze jardas que deixou o treinador Clemons aos berros, em um estado de frenesi. Sua prancheta não sobreviveu. Todos estavam bem abatidos ao deixar o campo, especialmente Max. Nós jogaríamos contra o Beaverville Badgers no dia seguinte, os quais eram, na opinião geral, particularmente grandes, impiedosos e habilidosos. Até Max havia dito que teríamos que contar com a sorte para vencer, e ele raramente dizia isso sobre futebol americano. Taj nem olhou para a minha cara. Acho que o ouvi dizer que estava considerando machucar meu joelho para eu me juntar ao Kevin no banco. Engraçado como a glória pode ser efêmera.

Encontrei com Sara na esquina da rua do John. Ela estava me esperando ao lado da placa de pare, de braços cruzados.

— Você tá atrasado.

— Tive que passar em casa pra tomar banho.

— Que seja — disse ela. — Vamos nessa. Eu sei que você tem uma festa. Vamos pegar o celular e ir embora.

— Desculpa por...

— Tudo bem. Você tá me fazendo um favor, e eu agradeço. Vamos lá.

Segui Sara até a casa, pensando na Sara do meu livro. Podia visualizá-la neste momento com uma bandana e um taco de croqué falso. A Sara de verdade se aproximou da varanda como uma ladra profissional, agachada e movendo-se furtivamente nas pontas dos tênis brancos. Ela tocou a campainha e em seguida enfiou a chave na fechadura e empurrou a porta, dando passagem para que eu entrasse primeiro. Estava um breu.

Sara fechou a porta e indicou a sala de estar com a cabeça. Fui na frente com os olhos fixos na cozinha ao final do corredor. Já havia passado tempo demais nessa casa. Chegamos à sala, ainda repleta de louça suja e garrafas de cerveja, e Sara tirou o celular de debaixo do sofá.

— Ainda ligado — disse ela admirada, exibindo a tela. — Mas a gravação parou. Deve ter acabado o espaço. Vamos torcer pra que tenha durado um dia pelo menos. De qualquer forma, bem impressionante. — Sara congelou. — Ah, não.

— Que foi?

— Tem uma mensagem da minha mãe — murmurou ela. — John vai lá em casa às sete e meia. Ela quer saber se eu vou chegar para o jantar.

— Achei que ele trabalhasse até às dez!

Sara deu de ombros.

— Deve ter saído mais cedo. E se for passar aqui antes pra trocar de roupa...

— Vamos embora.

Ela assentiu com a cabeça e saiu do cômodo. Comecei a andar atrás dela quando algo terrível aconteceu. Tive um Choque. Foi quando pisei fora do tapete. Senti a adrenalina do pavor e do pânico e me dei conta de que, se não consertasse aquilo na mesma hora, poderia não ter outra chance de voltar à casa. Poderia nunca ser capaz de consertar aquilo. Parei de andar e dei um passo para trás rapidamente, tentando consertar antes que Sara percebesse. Ela virou o corredor e eu pisei fora do tapete. Ainda não estava certo. O pânico me inundou nessa hora como uma onda de ácido dormente. Estava em apuros. Não podia ir embora desse jeito. Precisava consertar aquilo. Pisei fora de novo. Mas continuava errado. Quatro, é claro, estava errado. Cinco fracassou. Seis, errado. Sete, outro fracasso.

A cabeça de Sara apareceu na sala.

— O que você tá fazendo? — queixou-se. — Temos que ir!

— Já vou! — respondi, com a voz tensa, dando alguns passos em sua direção. Quando ela sumiu no corredor, voltei.

A essa altura, já estava totalmente fora de mim. O Grande Espaço se aproximava e eu precisava me salvar rapidamente. Precisava chegar a dez. Mas ela voltou quando estava no nove.

— Dani!

— Pode ir! — exclamei. — Eu te alcanço.

Sara fez cara feia.

— Tenho que trancar a porta, zé mané. Qual é o problema?

Tentei reajustar meus pés, consertar sem que ela visse. Mas ela viu.

— Agora não é hora — disse Sara, baixinho.

— Eu só preciso...

— Daniel — interrompeu ela —, estamos na casa de um assassino. Temos que ir embora. Isso não é importante.

Não sei o que aconteceu em seguida. Minha visão de repente ficou embaçada. Senti-me sem esperanças, louco e perdido.

— É importante, sim — respondi.

Sara olhou nos meus olhos. Ela estava olhando para dentro de mim de novo. Tentei deixar-me levar por ela, que andou até mim e segurou minha mão, ainda olhando fixamente nos meus olhos.

— Você é mais forte do que o seu medo — sussurrou Sara, apertando meus dedos. — Você consegue.

Senti as lágrimas escorrendo pelo rosto e assenti com a cabeça.

— Tudo bem.

Estava seguindo-a para fora quando o corredor foi iluminado por faróis. John tinha chegado em casa.

CAPÍTULO 18

Olhei para a janela.

— Estamos mortos.

— A porta dos fundos — disse ela, entrando em pânico. — Anda! Eu vou trancar a porta.

Corremos para fora da sala, e eu virei à esquerda enquanto ela foi para a direita trancar a porta da frente. Entrei na cozinha imunda e vi a porta para o quintal. Mexi na trava impacientemente, meus dedos tremendo tanto que foi difícil levantar o trinco, mas enfim consegui abri-la. Sara veio em disparada do corredor atrás de mim com os olhos arregalados.

— Vai! — comunicou ela apenas movendo os lábios e acenando.

Ao fundo, a fechadura da porta da frente se abriu.

Sara passou por mim correndo e eu fechei a porta, incapaz de trancá-la.

O quintal era cercado, mas havia arbustos altos nos cantos. Vi Sara se lançar de cabeça atrás de um deles e a segui, mergulhando apressadamente no meio dos galhos cortantes e afiados. Caí com um baque no chão ao lado dela. As luzes do corredor se acenderam.

Ficamos agachados, colados um no outro, observando uma silhueta passar pela porta do quintal. Era possível ouvir outras pessoas em seus quintais, o barulho de uma TV através de uma janela aberta e um grilo em outro arbusto. Eu ouvia os sons, mas não conseguia processá-los. O Grande Espaço havia me absorvido de novo. Sabia que tinha dado nove passos para fora daquele tapete, o que não era nada bom. Temia nunca mais voltar a me sentir bem.

Aguardamos até as luzes se apagarem e ouvirmos o som da caminhonete saindo da entrada da casa.

Sara olhou para mim, praticamente um vulto naquela escuridão.

— Você tá bem?

— Sim — respondi, sabendo que minha voz soava distante. Sabendo que não estava bem. Eu era tão maluco quanto ela.

— Criança das Estrelas — sussurrou Sara. — Há um preço a se pagar por ser especial. — Ela se levantou e começou a caminhar para o portão. — Vamos embora. Você tem uma festa pra ir.

Quando cheguei à festa, ainda estava voltando ao normal. Tinha sido uma caminhada estranha até minha casa. Eu estivera completamente desnorteado, me restringindo a balbuciar "aham" para Sara enquanto ela falava empolgadamente sobre ouvir a gravação. Ela queria que escutássemos juntos e perguntou se eu estava livre no domingo à tarde. É claro que sim.

Quando me encontro no Grande Espaço, é simples fazer planos. Não penso no futuro nem no passado, então nada importa. Só tento me esforçar para compreender se estou dentro de um sonho.

Antes de ir embora, Sara virou-se para mim:
— Você costuma ler coisas na internet?
— Aham — murmurei.
— Sobre o quê?
— Cinema. História. Gosto de ler sobre autores. Acontecimentos no mundo. — Não parava de me mexer, desconfortável. — Moda.
— Nada sobre... transtornos?
Olhei para ela, franzindo a testa.
— Não. Por quê?
Sara sorriu.
— Só curiosidade. Divirta-se na sua festa. Jogue uma água no rosto quando chegar em casa. — Ela colocou a mão no meu ombro. — Você ainda tá aqui, Daniel Leigh. Tudo se desvanece.

Ela sumiu por entre os postes de luz e eu vaguei para casa.

Uma hora depois ingressei num mundo de barulhos e risadas. Havia cerca de quinze pessoas lá, todas amontoadas na área recreativa do porão de Raya. Ela morava em uma casa grande e moderna ao final de uma rua residencial sem saída. Quem atendeu à porta foi sua mãe, enquanto seu pai assistia à TV no outro cômodo. Ele batia os dedos magros na bochecha sem parar. Fiquei com a impressão de que não gostava da ideia de ter uma festa em sua casa.

Eu tinha bolado todo um plano para me apresentar a eles de maneira encantadora, caso um dia meu sonho se tornasse realidade e eu e Raya começássemos a namorar. Mas ainda estava meio abalado, portanto só dei um sorriso tímido e desci as escadas atrás de Max.

Raya estava sentada no sofá com Clara, que se levantou em um salto imediatamente para dar um abraço em Max. Ela também me abraçou rapidamente usando só um dos braços, o que me pegou de surpresa, mas acho que devia ser normal em festas.

Encontrei um lugar no sofá, apertado entre Tom Dernt e uma garota chamada Laura. Havia pelo menos cinco conversas simultâneas deferentes, além de um filme, o que me deixou um pouco incerto do que fazer. Também havia tigelas de batatas chips e refrigerantes na mesa. Comi então uma batata e decidi que só faria isso mesmo por enquanto.

Até que Raya apareceu para me cumprimentar.

— Você veio — disse ela, de braços abertos. Isso significava que ela esperava um abraço?

Levantei-me como um canhão e a abracei meio desajeitado, tentando não cheirar o xampu de coco em seu cabelo. Quando nos soltamos, Raya não andou para trás, e ficamos separados por uns trinta centímetros apenas. Ela estava usando um *gloss* com *glitter*. Raya deu um sorriso, revelando suas covinhas. Tentei me lembrar de como as palavras funcionavam.

— Valeu por ter me chamado — falei, finalmente, tentando parecer casual. — Bela casa.

Ela sorriu.

— Tive que economizar durante um bom tempo para comprá-la. Vem cá. Jay tá tentando argumentar que *O exterminador do futuro* é o melhor filme de todos os tempos. Você precisa me ajudar a colocar ele no seu devido lugar.

— E a gente tá defendendo qual filme?

Raya olhou para mim como se a resposta fosse óbvia.

— *Simplesmente amor*. Vem.

Quando me dei conta, estava sentado ao lado dela. Tipo, colado. Nossas pernas encostavam uma na outra, inclusive, e meu corpo formigava tanto que esqueci como era me sentir normal. Por fim, consegui convencer Raya e Jay de que ambos estavam errados, e todo mundo decidiu assistir a *O iluminado* a seguir, que sem dúvidas não teria sido minha escolha, pois detesto filmes de terror e provavelmente teria pesadelos. Mas é claro que não podia admitir isso.

— A gente vai jogar alguma coisa hoje? — disse Taj para todos ouvirem.

— Tipo o quê? — perguntou Raya.

Ele deu de ombros.

— Gira-Garrafa? Sei lá.

— Vamos jogar! — exclamou Clara, dando uma risadinha.

Troquei olhares com Max. Ele não parecia animado. Eu também não fiquei. A mera ideia de ter que beijar alguém fez meu estômago se revirar todo. E se eu beijasse errado? E se todo mundo risse de mim? E se eu tivesse que beijar Raya e ela dissesse não?

Não tive tempo para pensar. Em questão de minutos estávamos todos sentados em um grande círculo. Clara continuava rindo, Taj falando superalto, e eu estava sentado exatamente de frente para Raya Singh. Max estava ao meu lado, igualmente quieto.

— Vou começar! — exclamou Taj, inclinando-se para a frente e girando uma garrafa de refrigerante. Ela parou em Max. — Bem como eu planejei — disse ele por cima das risadas, piscando para Max. — Preparado?

— Gira de novo — falou Max, rindo.

Ele girou, e a garrafa parou em Ashley. Os dois deram um selinho, embora Taj tenha tentado prolongar um pouco mais. Ela se sentou, balançando a cabeça, e todo mundo caiu na risada novamente. Tentei rir também, mas estava me sentindo mal de novo, o que me deixava nervoso. Fiquei lançando olhares breves para Raya.

Tom Dernt e Ashley jogaram antes de chegar a vez de Clara. Depois de girar, a garrafa parou em mim. Não consigo nem imaginar o quão vermelho devo ter ficado. Max me olhou, gargalhando enquanto todos gritavam incentivos e nos zoavam, e Clara fazia uma careta como se aquela fosse a pior coisa que já lhe havia acontecido. Ela engatinhou para frente e Max me deu um empurrãozinho para fazer o mesmo. Achei que fosse vomitar. Isso não teria sido legal. Cheguei ao meio do círculo e nós demos um selinho em meio a mais gritos. Os lábios dela eram bastante macios e tinham sabor de morango, mas eu estava aflito demais para curtir o momento. Ela recuou como se eu tivesse tentado atacá-la ou algo assim. Voltei para meu lugar ainda queimando de vergonha. Max deu um tapinha em minhas costas.

— Bom trabalho.

— Valeu — murmurei.

Ainda estava tentando evitar contato visual com todo mundo quando Raya girou a garrafa. Parou em mim.

Nem me dei conta do que estava acontecendo inicialmente. Então, ouvi Taj gritando:

— Ele sabotou a garrafa!

Levantei a cabeça e vi a garrafa, bem como Raya atrás dela, sorrindo para mim timidamente. Por um momento, ela foi tudo o que eu enxerguei.

Raya começou a se mover na direção da garrafa. Dessa vez não precisei de um empurrãozinho.

Engatinhei até ela, tentando me lembrar de onde estava e o que deveria fazer. Não conseguia tirar meus olhos dos dela e daquele sorriso.

Nós nos encontramos sobre a garrafa, ficamos parados por um instante e então nos beijamos.

Ela manteve o beijo por um segundo, e eu certamente não o interromperia. Nossos lábios se encontraram inteiramente; não foi como o selinho que tinha dado em Clara. Senti minha boca empurrando a dela com toda vontade, e tudo mais ficou em silêncio. Isto é, até eu escutar uma voz grave e furiosa na escada.

— Raya Senya Singh! — chamou seu pai rispidamente, parado na escada. — Venha aqui *agora*.

CAPÍTULO 19

A festa acabou cedo. Raya voltou para o porão e disse que precisávamos ir embora, com uma expressão humilhada, infeliz e furiosa.

— Meu pai é um doido — disse ela. — Me desculpem. Da próxima vez a Clara pode ser a anfitriã.

Eu estava escondido no fundo junto com Max. Na hora em que Raya havia subido as escadas, seu pai tinha me lançado um olhar que fora a coisa mais assustadora que já vi na vida. Acho que eu não seria bem-vindo àquela casa tão cedo. Enquanto as pessoas ligavam para seus pais e nós formávamos uma fila para subir a escada, tentei ficar próximo de Max e Taj para poder me esconder atrás deles. Raya estava ao pé da escada, despedindo-se das pessoas.

— Desculpa — disse ela quando passei. — Foi meio constrangedor.

Consegui abrir um sorriso.

— Melhor primeiro beijo da história — brinquei.

Ela deu uma risada.

— Foi como eu sempre sonhei.

E assim, deixei-a para trás. Quando cheguei ao andar de cima, seu pai estava na sala de estar, portanto me apressei para a porta e coloquei meus sapatos. Ele olhou para mim, seus olhos escuros brilhando por trás das lentes dos óculos.

— Podemos ir a pé — disse Max.

— Aham.

Corremos para fora e fomos descendo a rua, enfiando as mãos nos bolsos devido ao frio da noite. Era novembro, e o vento soprava cortante. Já havia folhas espalhadas por toda a calçada. Fomos chutando-as enquanto andávamos. Max olhou para mim.

— Valeu a pena?

— Totalmente.

Ele assentiu com a cabeça.

— Imaginei. Você foi de zero para duas hoje à noite. Nada mal.

— O que posso dizer? Sou safadão.

— Nunca mais repita essa frase.

Dei uma risada.

— Combinado.

Cortamos caminho através de um parque para chegarmos ao outro lado da cidade.

— Quantas garotas você já beijou? — perguntei.

— Já perdi a conta.

Fiquei encarando Max, até que ele suspirou.

— Zero — confessou ele.

Balancei a cabeça, olhando para o cobertor de estrelas acima de nós. Ainda estava pensando no beijo.

— Como é possível? Todas as garotas na escola gostam de você.

Ele deu de ombros.

— Só não cheguei nesse ponto ainda. Não sei. Tenho certeza de que até o ensino médio já terei chegado.

Enquanto atravessávamos a escuridão, subitamente comecei a gargalhar.

— Que foi? — perguntou Max.

— Eu beijei alguém antes de você.

Ele fez uma careta.

— Sorte.

— Ainda assim, conta.

— Só tente recuperar o foco pra partida de amanhã — disse ele.

— Vai ser dureza.

Dei um suspiro na hora em que viramos a rua, iluminada pelo brilho laranja dos postes de luz. As estrelas sumiram com a claridade e nós seguimos andando até o cruzamento, onde nos separaríamos.

— Por que você precisava estragar minha noite?

Max riu e me deu um tapinha no ombro.

— Você vai se sair bem.

— E se eu jogar mal?

— Aí vou poder chutar seu traseiro depois do jogo.

Abri um sorriso.

— Fechado.

Quando cheguei em casa, tudo estava em silêncio absoluto. Emma já dormia e Steve ainda não havia voltado da rua, provavelmente em alguma festa. Ele sempre estava em alguma festa. Subi as escadas devagar, meus passos fazendo barulho em meio à quietude, mesmo andando na ponta dos pés, torcendo para não acordar minha mãe. Meu pai dormia feito pedra, mas mamãe ficava em estado de alerta quase constante, esperando por mim e Steve, nunca descansando completamente. Eu sabia como era isso. Às vezes também sentia que nunca descansava... Sempre havia um pensamento, um Choque ou um medo à espreita.

Porém, naquela noite eu ainda estava radiante por ter beijado a Raya. Sabia que ainda havia um pouquinho de *gloss* nos meus lábios, mas não quis limpá-lo. Dava para sentir um saborzinho de morango de vez em quando, como se ela ainda estivesse ali. O Ritual foi mais rápido nessa noite. Uma hora e quarenta e dois minutos para me deitar, e isso só porque tive um Choque atravessando meu quarto com oito passos e tive que voltar. Levei meia hora para atravessar o quarto, e quando finalmente me deitei minhas pernas estavam doloridas.

Mas mesmo nessa hora eu pude sentir o sabor de morango, e isso afugentou meus medos.

Dormi profundamente, torcendo para uma tempestade cancelar o jogo de manhã.

Não posso contar com a sorte para tudo, acho.

O tempo estava chuvoso e frio, mas não havia nenhum raio. Em Erie Hills era necessário uma tempestade de verdade para adiar um jogo, e a baixa temperatura certamente não era suficiente para isso. Assim, marchamos para o campo em meio à densa e ferrenha névoa que se infiltrava por baixo do meu uniforme e se impregnava em minha pele. Estava tremendo quando me posicionei para dar o pontapé inicial.

Os Badgers eram enormes. Do outro lado do campo, eles me observavam como personificações de seu mascote, o texugo: olhos negros, músculos se contraindo e me encarando como se eu fosse um coelho, e certamente não um elefante. Apesar das condições do tempo, as arquibancadas estavam cheias de novo, ainda mais do que no último jogo, com os torcedores visitantes dos Badgers formando seu próprio batalhão na ponta. Os pais estavam em pé, torcendo e assistindo.

Raya também estava presente. Ela e Clara sentaram-se juntas na segunda fileira, cobertas com capas de chuva e chapéus. Fizemos contato visual, e Raya sorriu e acenou para mim.

Senti meu estômago se contorcer como um pretzel de novo. A noite anterior parecia uma memória distante.

O árbitro apitou. Levei a perna direita para trás para chutar, mas não firmei bem a outra no chão. Não tinha treinado muitas vezes na chuva. Como resultado, e inevitavelmente, senti minha perna esquerda deslizar para a frente durante o movimento do chute.

Foi como se tivesse escorregado em uma casca de banana. Tombei para trás, mal fazendo contato com a bola, que saiu quicando pelo campo. Caí na lama com um baque, batendo os braços da forma mais desastrada possível. Afundei alguns centímetros, ouvindo as risadas na torcida.

Ótimo início.

O restante da partida não foi muito melhor. Os Badgers eram uma excelente equipe e tinham um jogador em especial que poderia até estar no time da Universidade Estadual da Pensilvânia. Era um garoto grande e forte, com um cabelo cacheado ruivo que saía por debaixo do capacete, além de pernas que trabalhavam como pistões em um motor. Seu nome era Curt Stoughton, aparentemente, e ele vinha sendo monitorado por olheiros no oitavo ano. Deu para entender por que quando ele atropelou um de nossos jogadores.

Para nossa sorte, Max também fazia a melhor partida de sua vida. Marcou três *touchdowns* antes da metade do jogo, incluindo um em que teve que mergulhar para fazer uma pegada incrível na *end zone*, levando os pais à loucura. Ouvi sua mãe gritando na arquibancada enquanto ele voltava correndo pela lateral exibindo um enorme sorriso no rosto.

E, então, havia eu. Consegui dar um pontapé inicial bem-sucedido duas vezes, porém também fui capaz de escorregar de novo em outro. Marquei apenas um ponto extra de três possíveis, e o treinador Clemons ainda nem tinha me usado para o remate de *field goals*, apesar de o time se encontrar a uma distância adequada em diversas ocasiões. Fizemos um *punt* a trinta jardas em um momento, o que sem dúvida estava a meu alcance. Eu não me importava. Teria feito a mesma escolha a dez jardas, se possível.

Restava um minuto para o fim do terceiro quarto quando minha sorte acabou.

Nós nos aproximamos das vinte e uma jardas, mas fomos parados no terceiro *down* depois que Curt atravessou com tudo nossa linha ofensiva e deu um *sack* em nosso *quarterback* pela quinta vez. Ele era implacável. Todos se voltaram para mim.

Com um suspiro, comecei a me mover para entrar no campo, mas o treinador Clemons segurou meu braço.

— Você consegue, Leigh — disse ele, apertando meu cotovelo. — A gente treinou pra isso. Trinta a vinte e sete. Essa jogada é importante, podemos empatar a partida. Você tá bem?

— Acho que sim...

— Ótimo. Vai lá.

Corri até minha posição. Max assentiu com a cabeça e se posicionou para segurar a bola. Estávamos um pouquinho para a esquerda, e eu sabia que precisava dar um chute forte e reto ou a bola viajaria para a esquerda com o vento. Forte e reto.

— *Hut!*

A bola foi lançada um pouco alto. Por sorte, Max estava lá para pegar o *snap* malfeito, colocar a bola no chão e nos salvar de um desastre. No entanto, a jogada foi mais lenta do que o normal. Curt rompeu nossa linha de frente como um trator, aproximando-se rapidamente. Tive apenas um ou dois segundos no máximo. Acelerei meus passos e me preparei para chutar, sabendo que provavelmente já era tarde demais. Curt conseguiria bloquear o chute. Acho que Max se deu conta na mesma hora.

Ele levantou a bola no último segundo depois que eu já havia iniciado o movimento do chute. Minha perna atravessou o espaço onde a bola estaria e escorreguei para trás com o impulso. Curt estava mergulhando em nossa direção, suas mãos gigantes totalmente abertas para realizar o bloqueio. Em vez disso, elas acertaram as travas da minha chuteira. Meu pé direito foi com tudo em sua mão, e ouvi seu berro quando a chuteira entrou em contato com seus dedos. Caímos no chão um ao lado do outro, enquanto Max era derrubado à nossa direita sem largar a bola.

Olhei para Curt e vi que ele segurava a mão. Um de seus dedos estava torto.

— Ah, não — murmurei.

Ele foi tirado do campo pouco tempo depois e levado para o hospital. Ouvi alguém dizer que tinha quebrado dois dedos. Sem seu astro, os Badgers desmoronaram. Nossa ofensiva acabou com o time deles, e vencemos com folga, de cinquenta a trinta e oito. Assim que a partida acabou, o treinador Clemons veio falar comigo e apertou minha mão alegremente.

— Você conseguiu mais uma vez, Dani. É o nosso talismã. Finais estaduais na semana que vem. Você tá dentro.

Com isso, ele foi se juntar à comemoração enquanto eu me afundava no banco.

De novo, não.

As estradas pareciam mais longas quando estavam vazias. O campo foi passando rapidamente, colinas e terrenos áridos e vilas amontoados como cogumelos. Daniel e Sara não viram mais nenhuma forma, mas ainda havia pássaros sobrevoando-os, indiferentes ao vazio abaixo.

Sara dirigia com o olhar fixo na estrada, determinada e impetuosa. Daniel a conhecia da escola, mas nunca a tinha visto desse jeito. Ela era tímida, distante e peculiar, sempre na dela, passava a maior parte do tempo lendo em algum canto. Agora, mostrava-se uma guerreira. Uma sobrevivente.

— O que mais você sabe sobre as estações? — perguntou ele.

Sara deu de ombros.

— Só o que entreouvi do meu pai. Ele nunca me contava nada. Mas sei que eles são chamados de Vigilantes e que as estações estão conectadas seguindo certo padrão. Uma vez ele me disse que a maioria das pessoas achava que só era possível encontrar o espaço viajando para fora. Ele afirmou que também era possível encontrá-lo viajando para dentro. Acho que estava falando sobre dimensões. Realidades alternativas.

— Então você acha que eu abri uma porta?

— Exato. Os humanos entraram, e algo mais saiu por ela.

— Mas por que nós dois ficamos? — perguntou Daniel.

— Claramente, somos especiais — disse ela. — Diferentes, de alguma forma. E é nosso trabalho consertar isso.

Ficou em silêncio por um instante.

— Também quero achar meu pai.

Daniel conservou o silêncio por mais um tempo.

— Acha que vamos conseguir salvá-los?

— Tomara. Quando chegarmos em Nova York...

Sara foi interrompida por uma árvore que voou para o meio da rua. Ela pisou com tudo no freio e o carro foi derrapando de um lado para o outro, os dois gritando à medida que a árvore se aproximava. Pararam na hora exata, desviando do tronco por centímetros. Sara e Daniel se entreolharam, de olhos arregalados.

— Como é que...

Ele não terminou a frase. Uma forma surgiu de repente atrás de Sara, alta, esguia e preta como a noite.

Estava digitando alucinadamente no teclado quando meu celular tocou. Quase caí da cadeira com o susto. Já passava de meia-noite. Olhei para a tela e franzi a testa. Sara.

— Alô? — falei, hesitante.

— Tá dormindo?

— Não.

— Ótimo. Estou aqui fora.

Olhei pela janela.

— Oi? Onde?

— Na Disneylândia — disse ela, sarcasticamente. — Onde você acha? Não consegui esperar até amanhã, escutei a gravação. Você precisa ouvir. Posso entrar?

Hesitei. Minha mãe não ficaria feliz.

— Já vou.

Abri a porta lentamente e deixei Sara entrar. Aí então descemos em silêncio para o porão. Ela pulou no sofá e dispôs o celular à sua frente, indicando com a cabeça para que eu me sentasse. Fiquei ao lado do celular, encarando-o apreensivo.

— O que foi?

— Escute.

Sara apertou o botão de reproduzir o áudio e ficamos sentados em silêncio. Então, escutei barulhos de movimento e uma TV ao fundo. Parecia um jogo de futebol americano. Um telefone tocou. Ouvi um grunhido e o som de passos altos.

— Alô — disse uma voz rouca. John: — Tudo. Diz aí.

Olhei para Sara, ainda me sentindo incerto sobre estar invadindo a privacidade de John dessa maneira. Ela não tirou os olhos do celular.

— Não tem problema — prosseguiu John. — Vou ficar aqui o dia todo no sábado. Menos no jantar. Vou pra casa da Michelle... Sim, ainda tá rolando... Eu sei. Tivemos um monte de complicações. A garota continua esquisita.

Olhei de relance para Sara, mas ela não demonstrou reação.

— Não sei. A Michelle me contou... a garota tem uns dez transtornos diferentes. Não fala. Anda por aí que nem um fantasma... É, bem, pegou isso do pai, eu acho... Faz quase um ano.

Sara inclinou-se para frente atentamente, gesticulando para eu fazer o mesmo. A voz de John ficou mais baixa:

— É. Esse negócio foi feio. Eu não queria ter me envolvido, mas Michelle disse que era necessário. Pediu pra que eu fizesse. Falei pra ela deixar isso pra lá, mas ela sabia que a garota ia ficar perguntando. Era próxima do pai, eu acho. Então eu fiz, e parecia ter ficado tudo certo. Ultimamente, não sei mais. Ela tá agindo estranho de novo.

As mãos de Sara começaram a tremer outra vez. Olhei para o celular, perplexo. Era tudo verdade. John tinha matado seu pai e parecia nem se importar. Era como se estivesse falando de aparar a grama ou algo assim.

— A Michelle vale a pena — disse ele. — É uma boa mulher. Só é uma pena essa história toda. Mas, sim, a gente pode conversar melhor no sábado. Duas? Tá ótimo. Se cuida.

A ligação terminou e Sara parou a gravação.

— Foi tudo que eu consegui — disse ela, baixinho. — E tudo do que eu precisava.

— Não é uma prova — murmurei —, mas acredito em você agora. Então, o que vamos fazer?

Sara olhou nos meus olhos.

— Pensar num jeito de o pegarmos. — Ela se levantou e andou até a escada. — Tenho que ir pra casa.

Percebi pela primeira vez que Sara estava de mochila. Subi as escadas com ela e saímos para a varanda. Fazia um frio congelante, e eu tremia por baixo de meu suéter e da calça do pijama. Ela se virou para mim.

— Duas noites atrás eu vim aqui falar com você.

Franzi a testa.

— Veio?

Sara assentiu com a cabeça.

— Não estava conseguindo dormir e queria repassar algumas pistas com você.

— Então por que não me chamou?

Sara fez uma pausa e olhou para cima, para a janela do meu quarto.

— Quanto tempo você demora pra dormir?

Senti um tipo diferente de calafrio.

— Por quê?

— Desculpa — disse ela. — Não devia ter ficado. As cortinas estavam fechadas, praticamente. Mas não por inteiro. Eu esperei durante uma hora e fiquei observando.

Não respondi nada. Senti um misto de vergonha e humilhação e até mesmo raiva. Ela tentou segurar minha mão, mas não deixei. Sara prosseguiu:

— A luz ficou acendendo e apagando. Às vezes sem parar, e então havia uma pausa, e depois isso continuava. Ainda estavam assim quando finalmente fui pra casa. Quanto tempo você demora pra se deitar?

Meus olhos estavam inesperadamente se enchendo d'água. Virei o rosto.

— Um bocado.

— Como você se sente? — sussurrou ela.

Levei um momento para responder.

— Como se estivesse morrendo, todas as noites. Como se tivesse enlouquecido.

— E você não sabe por quê?

Balancei a cabeça, e as lágrimas começaram a rolar. Senti meu rosto queimando de vergonha. Meus joelhos de repente ficaram sem força e só quis me deixar cair. Mesmo me esforçando tanto para esconder isso, alguém tinha me visto.

— Eu não sei o que tem de errado comigo — falei com dificuldade, a voz falhando. — Talvez isso seja punição por eu nem sempre ser bom ou algo do tipo. Talvez eu seja uma pessoa ruim ou...

Sara segurou minha mão, e desta vez deixei.

— Eu já te falei. Você é extraordinário. Ninguém disse que seria fácil.

Senti meu rosto enrugar como uma esponja, apertando acima de meu nariz. As lágrimas corriam.

— Você nunca procurou na internet, não é? — perguntou ela.

— O que eu procuraria?

— E nunca contou a nenhuma alma viva?

Balancei a cabeça.

— Não quero que ninguém saiba.

— É claro.

Sara soltou minha mão e tirou a mochila das costas. Enquanto eu observava, ela pegou um livro, pareceu refletir sobre algo, e então o entregou em minhas mãos.

— Leia este livro — disse ela. — Peguei no consultório do meu médico. Se quiser... pode me ligar amanhã.

Sara foi embora às pressas e eu virei o livro para ver a capa. Li com a vista embaçada:

TOC: Como compulsões podem tomar conta de nossas vidas.

CAPÍTULO 20

Passei a maior parte da noite lendo. Tive sorte de o dia seguinte ser domingo, pois só consegui dormir quando o sol já tinha nascido. Li e reli e contei e chorei em silêncio, de confusão e alívio e dúvida e tantas emoções que, quando adormeci, sentia-me como um poço vazio. Estava tudo ali. Desde o início, eu soube.

TOC, sigla para transtorno obsessivo-compulsivo, é um transtorno de ansiedade. Alguns acreditam ser um transtorno cerebral, provocado pela disfunção de um componente do cérebro chamado amídala. O transtorno possui duas divisões: obsessões e compulsões. Essas obsessões e compulsões consomem um tempo considerável e trazem grande sofrimento para o indivíduo. A pessoa que sofre de TOC acredita que suas obsessões e compulsões são essenciais ao seu bem-estar e pode às vezes criar explicações intrincadas para justificar a continuidade de seus rituais. Os temores podem ser de:

- Higiene (fobia de germes, doenças)
- Escrupulosidade (medo de ofender um poder superior ou agir contrariamente às suas morais)

- Temores de saúde pessoal (medo de morrer, engasgar, enlouquecer)
- Temores por responsabilidade (medo de causar mal a outros)

Esses temores levam a pessoa que sofre de TOC a criar rituais para aliviar a ansiedade desconfortável e altamente estressante que se segue. Ao conduzir um ritual, a ansiedade diminui e a pessoa se sente melhor. Porém, assim que a ansiedade retorna, o indivíduo deve completar o ritual novamente ou enfrentar um sofrimento ainda pior.

Quando terminei de ler, fiquei deitado pensando sobre o assunto. Eu tinha TOC. Fazia sentido. Era um transtorno.

Os Choques eram provocados por ansiedade. As coisas que eu fazia, as contagens e os rituais, eram somente maneiras de tentar controlar a ansiedade. As obsessões me levavam a querer fazer as coisas, e eram chamadas de compulsões quando eu de fato as fazia. Não costumava ter tantos Choques quando estava conversando ou jogando futebol americano porque ficava ocupado demais para notar a ansiedade. As noites eram o horário em que ela era mais perceptível, quando eu realmente desmoronava. Meu Ritual era justamente um ritual, porém mais longo. Até os outros sintomas tinham nomes. O Colapso era chamado de ataque de pânico. O Grande Espaço era a desrealização. Estava tudo ali.

Minha mente girava. Eu não estava sozinho. Havia outras pessoas com essa doença.

E então me levantei e iniciei o Ritual. Demorei três horas.

Quando acordei, vi o livro ao meu lado e o escondi debaixo da cama antes que alguém o visse. Não sabia o que pensar. Eu sentia um certo alívio por saber que havia mais pessoas com TOC, porém, agora, eu era oficialmente uma pessoa maluca. Era igual a Sara no fim das contas. Não éramos extraordinários.

Éramos insanos.

Tudo o que eu sempre desejei era ser normal. Sonhava com isso, fingia que era e que os Choques não aconteciam de verdade. Mas agora tinha a confirmação. Eu não era normal. Nunca havia sido.

Liguei para Sara. Sentei-me no canto da cama, abraçando meus joelhos. Ela atendeu rapidamente, como se estivesse esperando minha chamada.

— Há quanto tempo você sabe? — perguntei.

— Suspeitei faz dois anos. Te vi na sala de aula uma vez com seu livro. Virando a página e relendo as frases. Fui pesquisar naquele mesmo dia.

Cravei as unhas na minha bochecha, sem pensar.

— Por que você não me contou?

— A gente não se falava naquela época. E você lê tanto... Imaginei que soubesse.

— Eu não achava... Não sabia que era um transtorno. Pensava que era o único.

— A gente sempre acha — disse ela. — Você devia ficar feliz.

— Feliz? Eu achava que era especial. Sou só maluco.

Sua voz ficou mais baixa:

— Você tem TOC, Daniel. Mas continua sendo extraordinário.

Ficamos em silêncio por um momento.

— Podemos dar uma volta hoje? — perguntou ela.

— Tudo bem.

— Me encontre na sua esquina a uma da tarde. Até, Daniel.

Sara desligou e eu fiquei parado ali durante algum tempo, me perguntando se ela estava certa.

***

Escrevi um pouco antes de sair. Era a única coisa que eu podia fazer que tinha algum sentido. Tudo ficava sob meu controle. Era o meu mundo e a minha história. Podia apagar uma frase se quisesse e ela deixaria de existir. Mas talvez fosse mais do que isso. O Daniel do meu livro era normal, e estava salvando o mundo. Era o Daniel que eu queria ser.

Sara pisou fundo no acelerador e o carro disparou para longe da criatura, escapando por pouco de suas mãos esticadas. Ela girou o carro com tudo, contornando a árvore caída, e acelerou de volta para a pista. Daniel virou-se para trás e viu a criatura saltar sobre a árvore para persegui-los.

Pôde enxergá-la melhor, então. Tinha mais de dois metros e era tão magra quanto ele. Seus braços eram longos o bastante para alcançar os joelhos e terminavam em dedos esguios, com pelo menos trinta centímetros. Seu rosto era comprido e igualmente esguio, com olhos grandes e pretos, fendas no lugar de narinas e uma boca pequena e retilínea. A criatura era mais escura do que qualquer coisa que ele já havia visto, como petróleo ambulante que engolira a luz do dia.

Também era incrivelmente ágil. Mesmo quando Sara tomou velocidade na estrada, a coisa tentou atacar, errando por pouco o para-choque. Daniel voltou-se para Sara, de olhos arregalados:

— Foi por muito pouco.

Ela assentiu com a cabeça.

— Pelo visto, estão nos caçando agora.

— Falta muito ainda?

Sara conferiu o relógio.

— Sete horas — respondeu, virando-se para ele. — E vamos precisar de gasolina.

Escrevi mais dois capítulos e enfim percebi que já era uma da tarde. Hora de voltar a ser o Daniel maluco.

Caminhamos até o enorme campo aberto na parte norte da cidade, de onde se vislumbravam as fazendas que se estendiam até o horizonte. O campo era plano o bastante para dar a impressão de que o mundo desaparecia em algum lugar entre o céu e as plantações de trigo, sendo difícil distinguir o que era o quê. O ponto de fuga.

Esse é um conceito muito utilizado em desenho: o local em que você não precisa mais desenhar porque tudo se torna uma coisa só. Andávamos em direção a esse ponto, mas é claro que nunca iríamos alcançá-lo. Você pode até tentar fugir do resto do mundo, mas não dá para fugir de si mesmo.

Não conversamos muito. Apenas caminhamos em um silêncio estranhamente agradável, minúsculos diante do céu aberto. Lembrei-me da última vez em que estive neste campo.

Tinha sido depois da escola, no ano anterior. Minha professora do sétimo ano era a sra. Saunders, bastante diferente do sr. Keats. Ela ligava mais para os alunos do que para o jornal.

Acho que gostava de mim. Uma vez me disse que eu era metade inteligente, metade incomum. Sei que a segunda metade parece maldosa, mas foi no bom sentido. Entendi o que ela quis dizer. Ela sempre pedia para a turma escrever sobre o fim de semana, e certa vez acabei dissertando sobre a política no Oriente Médio e como o colonialismo ainda era relevante para as políticas contemporâneas. E a sra. Saunders escreveu:

> *Você é um menino curioso às vezes. Mas seu texto é brilhante. Confesso que não tinha conhecimento das linhas seculares decorrentes de colonizadores europeus retrógrados que falharam em respeitar as nuances da cultura indígena. Sua escrita é meticulosa e envolvente, como sempre.*
>
> *OBS.: Você leu algo a respeito disso durante o fim de semana? Não tenho certeza se enxergo a relação. Porém, brilhante.*

De qualquer maneira, fiquei secretamente feliz e minhas bochechas queimavam quando recebi a redação de volta. Ela sorriu e disse "bom trabalho", alto para todos ouvirem.

Depois disso, estava no corredor guardando meus livros no armário quando Bryan apareceu. Ele jogava futebol americano também, mas não era muito amigo do Max e, portanto, mais propenso a ser cruel comigo. Ele derrubou os livros da minha mão e me encarou com olhos do tamanho de uvas-passas. Bryan tinha um pouco de barba no queixo, o que era impressionante.

— Puxa-saco da professora — desdenhou ele.

Comecei a pegar meus livros.

— Não tenho certeza se entendi o que você quis dizer — murmurei. — Se estiver insinuando que ela gosta de mim, espero que esteja certo.

Bryan chutou meus livros para longe.

— Você se acha muito esperto, né? — perguntou ele.

Nesse momento, havia pessoas assistindo. Uma delas era Raya. Eu já era apaixonado por ela na época, então fiquei todo vermelho quando a vi. Alguns adolescentes estavam rindo.

Entre eles, Taj, que assistia do fim do corredor.

— Na verdade, não — respondi, agachando para tentar catar meus livros.

Bryan levou o pé direito ao meu ombro e me empurrou para o chão. Bati com a coxa nos azulejos de cerâmica duros. Então ele olhou para mim de cima, e por um segundo achei que fosse me bater.

— Você é um perdedor — disse, cuspindo. — É um puxa-saco e um zé-ninguém. Aproveita suas palavras e seus dez porque é só isso o que você tem.

Ouvi as risadas das pessoas de novo. Não deveria ter ficado ofendido. Palavras e notas dez não são as piores coisas do mundo, mas eu queria mais do que isso. E quando você passa seus dias lutando contra Choques e o Grande Espaço e suas noites são Rituais que levam três horas e acabam em choro e solidão, as palavras podem machucar. Havia muito ódio que eu não compreendia nos olhos de Bryan. Mais tarde, soube que a mãe dele tinha partido, que seu pai bebia muito e seu irmão estava na prisão; portanto, quem poderia culpá-lo por ter ódio nos olhos? Naquele dia, porém, o ódio fora direcionado a mim, e os meus olhos se encheram de lágrimas. Eu soube que estava em apuros. Felizmente, Max surgiu na hora exata, empurrou Bryan para longe e ameaçou brigar contra ele, o que encerrou a questão.

Recolhi meus livros do chão rapidamente, agradeci a Max e fui embora, tentando ignorar as risadas. Corri para o campo porque queria ficar sozinho, e acabei ficando até o pôr do sol, quando a escuridão me amedrontou.

— No que você tá pensando? — perguntou Sara.
— Em nada.

Ela sorriu.

— Claro. — Sara admirou o campo à nossa frente. — Este é meu lugar favorito.

— Por que você pode ficar sozinha?

— Porque eu posso imaginar que poderia estar completamente sozinha — corrigiu ela.

Olhei para Sara.

— O que você faria?

Ela deu de ombros.

— Não sei. Iria na Times Square e faria a dança da galinha. Ou subiria ao topo do Empire State e ficaria deitada observando as estrelas. Visitaria Londres, Délhi, o Rio de Janeiro. Talvez entrasse nas casas de pessoas ricas e fingisse ser muito rica por um tempo.

— Isso é meio esquisito.

— Eu não acho — disse ela, sonhadora. — Imagine a liberdade.

Fiquei um pouco assustado com sua voz. Ela quase parecia feliz.

— Você conversou com sua mãe sobre o John e a gravação? — perguntei, cautelosamente.

— Claro que não — disse ela. — Já não queria conversar antes. Agora odeio ela. Depois que eu pegar o John, vou expor minha mãe também. Ela não vai se importar de me perder. Provavelmente foi o que sempre quis.

— Tenho certeza de que isso não é verdade.

Sara deu de ombros.

— Como eu disse, não é fácil ter uma filha maluca. Meus pais tinham que pagar uma monitora, brigavam o tempo todo por minha causa e sempre ficavam constrangidos quando eu estava à mesa sem falar nada. Às vezes via pela cara da minha mãe que ela queria que eu não estivesse ali. Não é como se ela desejasse minha morte ou fosse me matar, nem nada. Ela só queria que eu não existisse. Meu pai não era assim.

— Eu... Eu não sei o que dizer.

— Não tem problema. As pessoas sempre querem a solução mais fácil. É por isso que você encosta nas coisas, tipo, cem vezes sem motivo nenhum. — Sara fez uma pausa. — Eu também li o livro.

Continuamos andando. Ela usava boné, com o rabo de cavalo pendurado pelo fecho de trás, e vestia um casaco de inverno, fechado até o queixo. Queria ter saído um pouco mais aquecido. Minhas orelhas estavam congeladas.

— Você me acha ainda mais maluca agora? — perguntou ela, olhando para mim.

— Não. Continua no mesmo nível de maluquice.

Sara deu uma risada.

— Beleza. E aí, o que você vai fazer em relação ao TOC?

— Não sei. O livro dizia que existem medicamentos, terapia e essas coisas. Mas não queria que ninguém soubesse.

— Por quê?

— Porque vão me tratar diferente — falei, simplesmente. — Você sabe disso.

Sara suspirou e olhou para o horizonte.

— Sim — disse ela, e virou-se para mim. — Eu não vou. Tem um lugar que frequento toda quarta-feira. Terapia em grupo. É aberta a todos. Para pessoas com transtornos de ansiedade.

Balancei a cabeça.

— Acho que não estou pronto pra isso.

— As pessoas são legais lá. São todas meio doidas que nem a gente.

— Não quero que as pessoas achem que sou doido — falei, emburrado.

Ela deu de ombros.

— Você é quem sabe. Se mudar de ideia, estamos lá toda quarta-feira.

Andamos em silêncio por um tempo.

— O que a gente vai fazer sobre o John? — perguntei, mudando o assunto.

— Nós quase temos um caso — disse ela, pensativa. — Mas ainda não é suficiente. Talvez tenhamos a arma, mas não sabemos de mais nada. — Sara hesitou. — Precisamos do corpo.

Senti minha pele gelar.

— Você quer dizer...

— Precisamos encontrar meu pai — falou Sara em voz baixa. — Não existe assassinato antes disso. Somente acusações.

— Como vamos descobrir isso?

— Não sei. Esse é o próximo passo. — Ela voltou-se para mim. — Sei que a investigação tá ficando pesada. Se você quiser desistir, eu vou entender. Você já me ajudou demais, e sou muito grata por isso. Já fez o bastante.

Fiquei tentado a aceitar sua proposta. Mas sabia que não podia.

— A gente vai dar um jeito.

Sara sorriu.

— Obrigada. Quer saber o que eu faço às vezes?

— Claro.

Sara disparou de repente, correndo feito louca. Fiquei tão surpreso que por um instante não me movi, abismado. Ela corria por entre um pasto de grama alta quase na altura de sua cintura, como se estivesse andando na água. Seu rabo de cavalo balançava alucinadamente.

— Sara? — chamei.

Agi do único jeito que fazia sentido: fui correndo atrás dela, perseguindo-a pelo campo. Sara era surpreendentemente veloz.

Ela estava na metade do caminho para o campo seguinte quando parou, dando risadas e com as mãos nos joelhos. Finalmente a alcancei, me dobrando de câimbras.

— O que foi isso?

Sara olhou para mim, sorrindo.

— Liberdade.

Balancei a cabeça, mas ambos começamos a rir enquanto nos endireitávamos.

— Sabe... eu meio que tinha uma queda por você — disse ela.

— Verdade?

— Sim. Há uns dois anos. Te achava estranho, mas no melhor dos sentidos.

Senti aquele formigamento mais uma vez.

— Por que você tá me dizendo isso?

Ela deu de ombros.

— Tive vontade. Nunca contei a ninguém, como você pode imaginar.

— É — murmurei.

Sara fez um gesto com a mão.

— Não se preocupe. Eu sei que você gosta da Raya, e já tenho uma queda por outra pessoa, de qualquer maneira.

— Quem?

Ela franziu a testa.

— Não é da sua conta. Agora vamos voltar. Vou tentar não agir mais que nem maluca.

— Seria legal.

Sara pegou na minha mão e me puxou de volta em direção à cidade.

— Vamos lá. Temos um assassinato a resolver. Tente não perder o foco, Daniel.

Retornamos rapidamente para a estrada, e eu tentei entender Sara Malvern.

CAPÍTULO 21

Tinha meio que imaginado que saber qual era meu problema e poder chamá-lo por um nome ajudaria a melhorá-lo. Mas quando fui me deitar naquela noite fiquei de frente para o espelho enquanto escovava os dentes e me perguntei se seria capaz de parar imediatamente. Se conseguiria simplesmente escovar quantas vezes quisesse e guardar a escova.

Olhei para meu reflexo com atenção. Concentrei-me nos olhos, pois todos dizem que eles são a janela para a alma, e queria saber se minha alma estava consertada. Não tenho certeza se acredito na ideia de almas, é claro, embora certamente gostaria de acreditar. Ou pelo menos torcia para que minha amídala disfuncional parasse de ser tão babaca.

Tentei parar de escovar os dentes e tive um Choque. Senti meus músculos como que congelarem e a minha nuca formigar, e minha mente começou a dizer: *Fiz isso errado e agora não consigo respirar e vou morrer dormindo.* E então meus músculos pioraram e eu voltei a escovar meus dentes normalmente.

É engraçado ser um prisioneiro de si mesmo. É como ser intimidado por sua própria mente e ter medo dela, porém ao mesmo tempo saber que é você, o que é extremamente confuso. Escovei por mais vinte minutos, e, quando terminei, minhas gengivas estavam sangrando de novo.

Depois, foram mais trinta minutos para sair do banheiro e uma hora no interruptor. Quando finalmente fui para a cama, olhei para o teto e fiquei refletindo sobre qual seria o propósito dos transtornos mentais. Tipo, se eles eram apenas consequências de algo disfuncional ou se existiam por um motivo. Talvez eu fosse uma Criança das Estrelas. Talvez eu fosse especial.

Porém, quando adormeci estava chorando novamente, e não me sentia especial de forma alguma.

Segunda-feira foi um dia estranho na escola. Taj ficou me chamando de Dani, o Cara, e os outros garotos passaram o dia inteiro sacudindo meus ombros e gritando Campeonato estadual!, o que foi bacana, porém um pouco irritante também. Assim que saí do banheiro, alguém berrou no meu ouvido. E, quando tentei comer meu sanduíche de mortadela e queijo, Taj bateu nas minhas costas e deixei o sanduíche cair na mesa. Perdi a fatia de queijo, e o sanduíche não ficou a mesma coisa depois.

Esbarrei com Sara no intervalo entre dois períodos quando fui ao banheiro. A essa altura, sua monitora já esperava que fôssemos conversar, e simplesmente sorriu para mim e pegou seu celular. Sara parou ao meu lado.

— Ela disse que você deve ser muito especial para me fazer falar — afirmou Sara.

Minhas bochechas esquentaram.

— Ah. O que você respondeu?

— Só fiz que sim com a cabeça. Foi bem agradável o passeio de ontem.

— Também achei.

Sara se inclinou levemente para mim:

— Tenho um plano.

Olhei para ela surpreso.

— Mas já?

— Eu tenho tempo — disse ela. — Neste domingo? Você pode?

— Acho que sim.

Ela abriu um sorriso.

— Ótimo. Divirta-se com a aula de matemática.

— Obrigado — murmurei.

Sara foi embora como se nem tivesse parado, e sua monitora se apressou atrás dela.

Tive um encontro ainda mais estranho com Raya. Saímos da última aula após o sinal bater e eu estava caminhando para meu armário para depois ir ao vestiário colocar minhas roupas de treino, resignadamente. Nós vínhamos treinando todos os dias antes do campeonato estadual, que começava no sábado de manhã. A equipe do Erie Hills Elephants nunca vencera um campeonato estadual, portanto, a partida era muito importante para todo mundo, tirando eu. Já tinha levado vinte e um tapas nas costas e conversado com o time mais vezes do que nos dois anos anteriores combinados.

— Oi! — exclamou uma voz familiar atrás de mim.

Voltei-me para ela, e meu estômago se revirou como de costume enquanto Raya andava até próximo a mim, com um sorrisinho irônico. Ela vestia uma blusa branca e um xale colorido em torno do pescoço que caía até seu cinto de couro. Não sei por que sempre reparava em suas roupas. Acho que tentava decifrar seu humor ou suas intenções a partir delas. Se tivesse que adivinhar nesse dia, diria que ela estava muito preocupada com a aparência por algum motivo, porque parecia mais estilosa do que o normal e seu cabelo estava lindo.

— Olá — respondi.

Ela parou com as mãos nos bolsos.

— A gente não se falou muito hoje.

Era uma pergunta?

— Eu sei. Acho que o time de futebol não me deu muito sossego.

Raya sorriu.

— Parece que você é um deles agora.

— Até errar um chute e estragar nossas chances no campeonato.

— Basicamente.

Houve um momento de silêncio. Era para eu dizer mais alguma coisa? *Pense, Daniel!*

Raya foi mais rápida.

— Então, meu pai não ficou muito feliz de ter pego a gente se beijando.

Senti minhas bochechas se avermelharem.

— Ah.

— Ele não vai, tipo, bater em você nem nada. Só queria saber quem você era.

— Você deu meu endereço pra ele?

Ela deu uma risada.

— Ele não é nenhum homicida. Eu contei que era uma brincadeira. Mas falei o seu nome e tal, que você não é um idiota e que tinha morrido de vergonha.

— Tudo verdade.

— Enfim, ele disse que não vai, tipo, te banir lá de casa ou de andar comigo nem nada.

Meu cérebro estava trabalhando a mil para entender o significado de tudo aquilo, mas era coisa demais para processar.

— Que bom. Acho que nunca serei o *bad boy* fora da lei dos seus sonhos, então.

Eu disse mesmo aquilo? Raya deu uma gargalhada e, de alguma forma, sua mão foi parar no meu braço.

— Acho que não — disse ela. — Você sempre vai ser o cara legal. Mas tem permissão pra estar perto de mim, então isso é um ponto positivo.

Sua mão deslizou rapidamente e retornou para o bolso. Vi Max me observando com um sorriso malicioso.

— É — respondi, incerto.

— Até amanhã, Dani — despediu-se ela, e então foi embora, me deixando ali bastante confuso.

Max apareceu ao meu lado com aquele sorriso de espertalhão.

— Você tá vermelho feito um hidrante.

— Eu não entendo as garotas.

Ele riu e me deu um empurrãozinho na direção do armário.

—Junte-se ao clube.

— Como? — perguntou o treinador Clemons. — Estamos na marca de quinze, Dani. Quinze!

Dei de ombros.

— Eu só não sei chutar muito bem, treinador.

— Mas eu sei! — disse Kevin, voluntariando-se.

Estávamos nos revezando para chutar, com a volta de Kevin, que mesmo longe de estar cem por cento recuperado ainda acertava muito mais chutes do que eu. Infelizmente, o treinador tinha se convencido de que eu era um talismã e insistiu que seria titular no sábado, apesar das objeções de ambos.

— Você só não tá focado — afirmou o treinador Clemons. — Tem que ter foco.

Ele parecia ter envelhecido cinco anos desde o início dos *play offs*. Havia pelo menos o dobro de fios grisalhos em seu bigode desgrenhado e eu tinha quase certeza de que ele estava ficando careca por baixo do boné do Erie Hills. Passava a maior parte do tempo estressado e algumas veias em suas têmporas pareciam perigosamente perto de estourar.

— Voltas! — gritou. — Cinco voltas e depois vamos tentar a jogada da *red zone* de novo.

Ouviu-se um coro de gemidos, e, desanimado, fui me juntar ao grupo que caminhava para a pista. Kevin apareceu ao meu lado, me encarando com seus olhos escuros e pequenos e uma expressão bastante amarga no rosto.

— Sou eu quem deveria jogar.

— Concordo.

— Você roubou meu lugar.

Olhei para ele.

— Roube-o de volta.

— Não se faça de bonzinho comigo!

— É sério — afirmei. — Eu detesto jogar. Ficaria feliz se pudesse voltar a ser o cara que organiza a água.

Kevin rosnou para mim e correu adiante. Não o segurei. Esses caras nunca acreditariam que eu realmente não queria jogar, e tive a intuição de que Kevin tentaria me tirar do jogo de alguma maneira, então decidi ficar longe dele. Não queria jogar, mas também não queria apanhar.

Enquanto corríamos, vi que o treinador estava repassando algumas jogadas com seu assistente, gritando e cuspindo e agindo como um maníaco, de forma geral. Era engraçado ver como eles levavam futebol americano a sério. Ninguém parecia se importar com mais nada depois que o treino acabava.

— Dureza esse treino — disse Max, surgindo ao meu lado.

— Pois é.

— Você vai se sair bem. Ganhou duas de duas. Mais uma vitória e estaremos lá.

Franzi a testa.

— Sim. Seu pai vem assistir...?

— Vem. Ele ligou ontem à noite. Disse que não perderia o campeonato estadual.

Pude ver que Max estava de punhos cerrados enquanto corria. Sabia que ele passaria a semana toda alucinado de novo.

— A gente vai vencer — afirmei.

Max sorriu.

— Esse é o espírito. Você tem uma fã, aliás.

Segui o olhar dele e vi Sara parada em frente à escola, observando nossa corrida.

— Duas garotas agora? — perguntou Max. — Quem é você? O que você fez com o Dani?

Balancei a cabeça resignadamente.

— Não faço ideia.

CAPÍTULO 22

No fim das contas, a mãe de Sara só havia se atrasado para buscá-la. Sara tinha ficado sentada sozinha na porta da escola e decidira assistir ao nosso treino. Depois, voltamos para a entrada para esperar sua mãe, e apesar de eu ter visto alguns dos caras com sorrisos zombeteiros e me lançando olhares esquisitos enquanto iam embora com seus pais, não saí dali. Acho que vinha me esforçando tanto para ser um jogador decente, que estava cansado demais para tentar ser descolado também.

De qualquer maneira, ficamos conversando no meio-fio enquanto o sol se dirigia para as colinas.

— Eu nem queria pegar carona com ela — disse Sara — por motivos óbvios. Mas moro um pouco longe pra voltar a pé. Bem, se a gente acabar provando que o John é culpado e que ela estava envolvida, acho que terei que dar um jeito.

Parei para refletir.

— O que aconteceria com você?

— Não sei. Tenho treze anos, então acho que ficaria sob custódia dos meus avós. Porém, nem sei se eles me querem. Eles são legais, mas isso não quer dizer que queiram cuidar de uma criança que toma antidepressivos. Ninguém quer, na verdade. Então, quem sabe um lar adotivo ou algo assim.

Observei Tom Dernt indo embora, olhando para mim de sobrancelha erguida.

— Talvez sua mãe não tenha nada a ver com isso.

— Tomara. Mas não foi o que pareceu. E, sendo honesta, ela e meu pai brigavam muito.

Olhei para Sara.

— Por sua causa?

— Isso e outras coisas. Porque ela trabalhava demais, porque ela saía muito, e às vezes por causa do hábito dele de beber. Ele bebia às vezes. Mas era um bom pai, acredite.

— Você nunca me contou que ele bebia.

Ela deu de ombros.

— Ele não era, tipo, um bêbado descontrolado nem nada assim.

Eu não queria dizer isso, mas achei que precisava:

— E você tem certeza absoluta de que ele não foi embora?

Sara virou-se para mim, seus olhos verdes faiscando.

— Sim — disse, bruscamente. — Além de todas as provas que a gente tem colhido, eu simplesmente sei que ele não foi embora. Ele me amava, Dani. Ia no meu quarto todas as noites ler para mim, me cobrir com o lençol e me dizer o quanto me amava. Ele nunca teria me deixado. Nunca. E se você ainda cogita essa possibilidade, então talvez não devesse estar me ajudando, afinal.

A rispidez de sua voz me pegou desprevenido.

— Desculpa.

Sara balançou a cabeça sem dizer nada. Ficamos em silêncio durante um ou dois minutos, enquanto o restante do time ia embora.

O treinador Clemons foi o último a sair e lançou um olhar desconfiado para mim, como se eu devesse estar em casa estudando estratégias de jogo ou algo assim, apesar do meu trabalho ser apenas chutar a bola de vez em quando.

— Sinto falta dele — disse Sara.

— Eu sei.

— Ele não me deixou, Dani. Sabia da minha... condição. Os ataques de pânico e a depressão. Ele não teria me deixado.

Coloquei minha mão em seu joelho.

— Eu acredito em você.

Senti sua perna se contrair e tirei a mão.

— Desculpa — murmurou ela. — Não costumo ser tocada. Aqui. Olha.

Sara pegou seu celular e abriu a galeria de fotos. Deslizou o dedo por diversas fotos dela com o pai: na praia, abraçados, fazendo trilha, em um jantar e sentados juntos no sofá. Vi como ela era parecida com ele: os olhos verdes e o cabelo preto. Em todas as fotos seu pai estava sorrindo, jovial, e envolvendo-a com os braços.

— Você falava com ele? — perguntei, baixinho.

— Sim — sussurrou ela. — Ele era a única pessoa no mundo. Até você.

Assenti com a cabeça.

— Ele parece feliz.

Sara abriu um sorriso melancólico.

— Ele era. É o que eu estou dizendo. Não existe chance de ter ido embora.

— Faz sentido. Mas você mesma falou: ainda não existe assassinato. Precisamos do corpo.

— Eu te disse... Tenho um plano.

— Isso normalmente nos coloca em apuros.

— E essa vez não será exceção — disse ela.

Dei um suspiro.

— Imaginei.

Um sedã azul chegou ao estacionamento subitamente a toda velocidade, e eu reconheci a mãe de Sara ao volante. Ela acenou para mim e Sara revirou os olhos.

— Quer uma carona?

Balancei a cabeça.

— Vou andando. Aproveitar o ar fresco.

O que realmente quis dizer é que não desejava entrar no carro com a mãe de Sara, visto que planejávamos não só levá-la com também o namorado à prisão por assassinato.

— Como quiser — disse ela. — Até amanhã.

— Até.

O carro se distanciou e eu iniciei minha caminhada sozinho para casa.

Meu pai saiu do trabalho mais cedo nesse dia, o que proporcionou jantarmos em família. Steve, é claro, não era muito fã dessa atividade, mas meu pai estava lá, então ele teve que dar as caras e se comportar de qualquer maneira. Comemos pizza, o que normalmente fazíamos aos sábados. Em plena segunda-feira, isso era inédito.

Minha mãe virou-se para Emma:

— Como foi seu dia, querida?

Ela deu de ombros.

— Bom. Tive uma prova.

— Dez? — perguntou Steve, secamente.

— É provável — disse ela.
— E você, Steve? — perguntou meu pai.
— Meu dia foi bom.
— As notas, ele quis dizer — interferiu minha mãe.
— Não tive prova. Mas vou passar em tudo.
— Isso sim é um objetivo — disse meu pai, sarcasticamente.
— Dani? — chamou minha mãe.
— Foi tudo bem.
— E o treino? — perguntou meu pai.
— O de sempre. Errei um monte de chutes até o treinador gritar comigo.

Steve deu um riso dissimulado.

— É o jogo que conta — disse meu pai. — Você só precisa ter...
— Foco — encerrei. — Eu sei.

Ele assentiu com a cabeça e voltou a comer sua fatia. Ao meu lado, Emma estava mordiscando um pedaço de queijo como um ratinho, enquanto Steve devorava o restante da pizza do outro lado da mesa. Minha mãe olhou para mim, e deslizei a mão para longe de onde estava movendo meu copo de leite de um lado para o outro. Oito vezes. Precisava fazer mais duas, mas podia esperar até ela virar o rosto novamente. Assim que o fez, movi o copo mais duas vezes discretamente e consegui relaxar. A pizza ficou esfriando em meu prato enquanto isso. Quando tinha um Choque, meu apetite era a primeira coisa que ia embora.

— Como vão as outras coisas? — perguntou minha mãe. Sua voz mudara um pouco. Será que ela havia visto o copo de leite? Às vezes tinha a impressão de que ela percebia coisas pequenas desse tipo, mas nunca tinha certeza.

— Bem — respondi.

Ela assentiu com a cabeça.

— Tem dormido bem? Escutei você andando na noite passada.

Minhas bochechas começaram a queimar. Certamente não conseguiria comer.

— Sim. Só estava um pouco agitado, acho.

Ela olhou fixamente para mim por um instante. Por que precisava me perguntar na frente de todo mundo?

— E como vai a Sara?

Olhei rapidamente para minha mãe.

— Bem...

— Ela não vem aqui em casa faz um tempo. Vocês ainda andam juntos?

Emma começou a me observar com um sorriso tímido. Meu pai também olhava, igualmente interessado.

— Sim, às vezes.

— O que vocês fazem? — perguntou Steve com a boca cheia de pizza.

— Steve, sem falar de boca cheia — interrompeu minha mãe. — Mas sim, o que vocês fazem? Ela... conversa bastante?

Dei um suspiro.

— O que você andou ouvindo?

Ela me lançou um olhar de inocente.

— Só soube de uma das mães que ela é... quietinha.

— Eu soube que ela é doida — disse Steve.

Eu não era de reagir muito, especialmente quando se tratava do meu irmão. Por ser mais novo e menor, cresci tendo medo dele. Mas nesta hora senti meu sangue ferver.

— Ela não é doida — afirmei rispidamente.

Steve não se intimidou.

— Chamam ela de PsicoSara.

— Isso não é legal — murmurou Emma.

Minha mãe ficou dividida entre dar uma bronca em Steve ou me perguntar se aquilo era verdade. Decidi poupá-la da decisão.

— Ela é chamada assim porque não gosta de falar muito. E considerando que as pessoas passam o tempo todo chamando-a de PsicoSara, dá pra culpá-la? A verdade é que ela é genial, se você quer saber.

Meus pais trocaram um olhar surpreso. Eu mesmo fiquei um pouco chocado.

— Vocês me dão licença?

Minha mãe assentiu com a cabeça.

— Claro. Steve?

— Desculpa — murmurou ele.

Deixei minha pizza pela metade no prato, subi para o meu quarto, fechei a porta e me atirei na cama. Sentia minhas bochechas e minha nuca quentes, e ainda estava me perguntando de onde surgira aquela reação. Eu sabia que todos a chamavam de PsicoSara. Sabia até que provavelmente vinham fofocando sobre o fato de eu estar andando com ela ultimamente. Mas sentia uma estranha necessidade de protegê-la. Como se Sara tivesse me mostrado quem era de verdade e agora eu tivesse o dever de defendê-la. Não que ela precisasse disso.

Outro pensamento surgiu em minha mente. Será que eu gostava de Sara Malvern? Isso nem fazia sentido. Eu gostava da Raya. A legal, normal e popular Raya Singh, que fazia eu me lembrar de tudo o que queria ser: normal também. Sara era o mundo do qual eu desejava escapar. O mundo louco em que nossas mentes eram disfuncionais, perseguíamos assassinos e eu tentava compreender uma garota que não fazia sentido.

Queria apenas gostar de Raya Singh e deixar as coisas por isso mesmo. Mas ao olhar para o teto de estuque, não foi o rosto de Raya que eu vi.

Acabei escrevendo mais alguns capítulos antes de ir dormir. Estava finalmente pegando o ritmo. Escrevi alguns *flashbacks* e cenas de "construção de personagem", como o dia em que Daniel brigou com a mãe e o dia em que seu avô morreu. Então, cheguei à cena do posto de gasolina.

Os dois encostaram em um posto de gasolina solitário na estrada, cujo sinal de néon ainda brilhava na melancólica luz do meio-dia. Pararam o carro em frente à bomba de gasolina.

— Eu encho o tanque — disse ela. — Você confere se a barra tá limpa.

— Vamos nos separar? — perguntou ele, a voz um tanto fraca.

— A menos que você esteja com medo.

Daniel deu um suspiro.

— Tudo bem.

Ele pegou o taco de beisebol e andou para a lateral da propriedade. Espiou o interior da loja pelo vidro, mas estava abandonada. Então, virou a esquina sorrateiramente, dando uma olhadela no estacionamento dos fundos.

— Sara, você já tá terminando? — perguntou ele, nervosamente.

— Ainda nem comecei.

— Ah.

Daniel viu a entrada do banheiro e se deu conta de que estava um pouco apertado. Olhou para Sara. Ela provavelmente demoraria mais um ou dois minutos para encher o tanque, o que significava que ele tinha algum tempo. Tentou abrir a porta e viu que estava destrancada. Ao dar uma conferida rápida no local, apressou-se para dentro.

Após lavar as mãos, Daniel abriu a porta, segurando o taco de beisebol frouxamente com a outra mão. A criatura estava à sua espera.

Era gigantesca comparada a ele, seus olhos pretos e vazios fixados nos de Daniel. Ela ergueu uma das mãos cheias de garras terríveis e preparou-se para acertar a cabeça dele com toda força.

O taco de beisebol caiu das mãos de Daniel. Estava assustado demais para se mover.

Foi quando um taco de croqué passou bem na sua frente e acertou um golpe em cheio na cabeça da criatura. Houve uma explosão de luz elétrica azul e um estrondo, e a criatura saiu voando de volta para as árvores que cercavam o estacionamento.

Sara virou-se para ele:

— Vamos nessa?

Os dois saíram em disparada para o carro e saltaram para dentro dele bem na hora em que outras duas criaturas começaram a correr na direção do barulho. Sara pisou fundo no acelerador e eles lançaram-se na estrada.

Daniel olhou para ela, maravilhado. Sara apenas sorriu.

— Eu disse que não era um taco de croqué qualquer. Agora tente segurar a bexiga, se puder. Temos um mundo a salvar, e vai ser difícil se você morrer indo ao banheiro antes de chegarmos lá.

* * *

O dia do jogo amanheceu aberto e ensolarado. Condições perfeitas para chutar, o que significava que eu não tinha desculpa para estragar tudo. Minha mãe me acordou abrindo as cortinas.

—Jogo importante hoje — disse ela.

Então ela me deixou com a luz do sol de companhia e me enfiei de novo debaixo das cobertas. Tentei pensar em alguma desculpa viável. Gripe? Ninguém acreditaria. Podia fingir uma lesão. Levando um tombo na varanda, talvez?

Comi três colheradas de cereal, e na terceira meus minicereais de trigo já estavam empapados e parecendo mingau. Joguei o resto fora e fui para o banheiro ficar em frente ao vaso sanitário por um tempo, caso passasse mal. Não vomitei, no entanto, e andei até o espelho, reparando em como estava pálido. Talvez a desculpa da gripe não fosse tão implausível assim. Meu cabelo estava todo em pé, mas simplesmente coloquei um boné e desci as escadas, onde meu pai me esperava para me levar ao jogo, empolgado.

Ele me deu um raro tapinha nas costas.

— Preparado?

— Sim — murmurei.

Meu pai abriu um grande sorriso.

— Nervosismo é bom.

Dei um sorrisinho forçado e o segui até o carro. Passei pela varanda, mas esqueci totalmente de fingir o tombo. Não havia mais escapatória. Meu estômago se revirou mais um pouco. A viagem até o campo foi a mais longa da história, com meu pai falando sobre jogadas, o vento e o sol, mas tudo o que eu conseguia pensar era que deveria ter entrado na turma de teatro ou algo assim. Não tinha dúvidas de que eu estragaria o jogo. Era só questão de tempo.

Os Rocanville Ravens já estavam se aquecendo no campo. O uniforme deles era todo preto, o que não aliviava o pavor que tomava conta de mim. Era como se fôssemos jogar contra um time de aparições ou algo do tipo. Isso não era nada legal.

Antes que eu me desse conta, o apito soou e eu já estava chutando a bola com toda a minha força na direção dos Ravens. A conexão foi decente, e o treinador até me deu um tapinha nas costas enquanto saía do campo.

— Muito bem, Leigh — disse ele, parecendo prestes a explodir de tanta energia reprimida.

No fim do primeiro quarto, chutei minha primeira tentativa de *field goal*. Estávamos três pontos atrás; a defesa de ambos os times vinha bloqueando totalmente os ataques. Corri para dentro do campo, tentando ignorar Raya, meu pai e as outras cem pessoas que me assistiam.

— *Hut!*

Max pegou a bola e a posicionou com perfeição. Cadarços virados para o outro lado. Chutei.

A bola viajou cerca de cinco jardas para a esquerda e despencou na *end zone*. Chutei mal. Max mordeu o lábio, mas enfim levantou-se, apertou minha mão e disse:

— Na próxima, parceiro.

Fui ignorado pelo treinador na volta para o banco, encontrei um espaço e deixei meu corpo cair. Já comecei mal. Tom estava arremessando bem e, como sempre, Max vinha marcando vários pontos. Havia feito dois *touchdowns* até a metade da partida, quando nos encontrávamos sete pontos atrás.

O discurso do treinador Clemons no intervalo do jogo se resumiu a berros.

— Ainda estamos na briga, rapazes! — gritou ele, banhando o pobre Brayden Little em saliva. — Vamos trabalhar mais um pouco na defesa e o jogo é nosso. Leigh, tenha foco, meu filho! Você consegue, Dani!

Eu já havia perdido outro *field goal* e um ponto extra, levando meu aproveitamento a um chute a cada quatro. A maioria dos meus colegas de time nem olhava mais na minha cara, e tive medo até de conferir a arquibancada. Minha família provavelmente estava se escondendo. Tudo era tão ruim quanto eu temia. Estava acabando com nossas chances.

Errei mais um *field goal* no terceiro quarto. Kevin não parava de fazer comentários em voz alta na lateral do campo sobre como eu deveria ser substituído, mas o treinador não lhe dava ouvidos. Estávamos somente a um *touchdown* de empatar, então acho que ele continuava acreditando que eu dava sorte ou algo assim. Não foi o que pareceu quando vi mais um de meus chutes viajar torto. Dei uma olhada rápida para meu pai enquanto voltava para o banco e recebi o sorriso mais forçado de todos os tempos, com um aplauso para completar. Ele nunca fora bom ator. Até Emma parecia desconfortável.

Assisti ao decorrer do jogo, aterrorizado até o último quarto. O placar permanecia apertado. Quando Max empatou a partida faltando dez minutos, o banco foi à loucura. Não saí do lugar, sentindo meus órgãos se revirarem. Estava disputado demais. Tudo acabaria em minhas mãos. Eu já sabia. E eu erraria o chute.

Parecia que o jogo estava transcorrendo em câmera lenta. Alguns minutos depois, Taj atropelou um *running back*. Kyle derrubou o *quarterback* deles. Quando me dei conta, os Ravens estavam em um *punt*, e nós, de volta a dez jardas.

Restavam cinco minutos e tudo continuava empatado.

Eu me levantei para assistir à sequência de jogadas do *drive*, sentindo minhas mãos e joelhos tremerem a cada jarda percorrida. Só precisava que o Max pontuasse de novo. Mas com um *touchdown* nós venceríamos, e nada mais importaria. Por um segundo achei que meu desejo fosse se concretizar. Max pegou um lançamento longo e estava correndo para a *end zone* quando foi derrubado. Um minuto restante. Eles ainda teriam algumas chances.

No primeiro *down*, perdemos duas jardas. Em seguida, ganhamos cinco. Terceiro *down*.

Já estava roendo as unhas quando Tom pegou a bola e recuou, estudando o campo. Os Ravens haviam dobrado a marcação em Max a essa altura, mas, ainda assim, ele era rápido demais. Max deu um corte que deixou os defensores para trás por um instante e Tom avançou um passo para fazer a jogada, lançando a bola em uma espiral perfeita.

E, então, Max deixou a bola cair. Acho que nunca o tinha visto perder um passe antes. Ele permitiu que a bola batesse em seu peito com firmeza, mas por fim ela quicou inexoravelmente por seus dedos esticados.

O banco ficou em silêncio. A arquibancada, também. Observei tudo incrédulo enquanto Max olhava para a bola e para seus dedos. Ele também não conseguia acreditar.

O treinador Clemons virou-se para mim, de rosto pálido.

— É com você, Leigh.

O evento ganhou ares de cortejo fúnebre quando corri para o campo. Havíamos sido parados a trinta e uma jardas: dentro do meu alcance, porém, ainda assim, um chute complicado. Eu nunca estivera tão nervoso em minha vida. Mal conseguia conter a tremedeira em minha perna direita quando parei no círculo de jogadores. Max continuava atordoado demais para falar. Dei um tapinha em seu capacete.

— Tá tudo bem, cara — falei.

Ele olhou para mim e assentiu. Eu sabia o que se passava em sua cabeça: *Você vai errar e nós vamos perder*. Senti-me prestes a desmaiar. Fiz a burrice de olhar para as arquibancadas e vi meus pais dando as mãos. Steve e Emma observavam tensos.

Raya estava ao lado de Clara, uma com o braço no ombro da outra. Todos me encaravam.

O time assumiu sua formação. Max posicionou-se. Dei um passo para trás e segurei o refluxo ácido que subia.

Houve silêncio. Nenhuma das torcidas queria se pronunciar. E, então, eu a vi.

Ela estava atrás das traves do gol, encostada em uma árvore, com a perna apoiada. Meu estômago se revirou uma última vez. Até Sara estava assistindo. Todo mundo que eu conhecia estava ali.

Percebi então que ela segurava algo. Um cartaz. Sara virou-se para mim, sorrindo, e ergueu seu cartaz, que dizia:

FUTEBOL AMERICANO É UM SACO

Dei uma risada. Não pude me conter. O som irrompeu com uma energia reprimida e nervosa até que cortou o silêncio. Ela estava simplesmente parada ali, segurando o cartaz e encostada na árvore como se aquilo fosse algo normal de se fazer. Mantive os olhos nela.

— *Hut!*

A bola viajou para trás e Max a posicionou. Nem parei para pensar. Era só um jogo.

Fiz o movimento com a perna e acertei o chute mais perfeito da minha vida. Quando a bola deixou minha chuteira, já sabia que tinha sido uma boa jogada. Ela viajou por entre os postes e tudo se tornou uma confusão de barulho, pessoas pulando e risadas. Fui levantado e carregado para a lateral do campo e Max me envolveu com um abraço, quase chorando de tanta felicidade. Lembro-me das medalhas, de um troféu e do meu pai me dizendo que estava orgulhoso. Porém, mais do que qualquer coisa, lembro-me de Sara encostada na árvore com o cartaz e assistindo a tudo com um sorriso.

CAPÍTULO 23

Vencer o campeonato estadual, pelo visto, foi uma conquista bastante importante, porque fomos todos almoçar juntos e tomar sorvete depois. Meu pai até bebeu uma cerveja, algo que nunca faz. O restante do dia pareceu uma enxurrada de atividades, terminando com o churrasco na casa do treinador Clemons, que foi até as dez horas.

    Cheguei em casa exausto, mas havia conseguido passar o dia inteiro sem ter nenhum Choque — ou obsessões, como são chamados, acho —, o que foi muito legal. Havia muito tempo que não me sentia tão feliz quanto quando entrei em meu quarto e sentei-me ao computador. Pensei por um segundo que talvez até conseguisse não fazer o Ritual, mas soube no mesmo instante que isso nunca seria possível. Assim que essa ideia me veio à mente, eu me senti mal.

    Tudo bem. Iria só adiá-lo um pouco. Abri o Facebook e fiquei olhando por um tempo as fotos da partida que alguns dos garotos haviam publicado. Eu tinha até sido marcado em uma delas. Foi a primeira vez que isso aconteceu comigo.

    Não tinha nem pensado em olhar meu celular. Quando finalmente decidi me deitar, fui verificá-lo por força do hábito e congelei.

Havia cinco chamadas perdidas. Todas do celular de Sara. E todas realizadas uma ou duas horas antes. Franzindo o rosto, retornei as ligações.

A mãe de Sara atendeu imediatamente. Ela estava em pânico.

— É o Daniel?

— Sim.

— A Sara tá com você?

— Não — respondi. — Por quê?

Michelle estava segurando o choro.

— Ela sumiu. Passei o dia inteiro sem vê-la. O celular dela estava aqui. Ela sumiu.

Fiquei abismado demais para responder, por um momento. Então, perguntei:

— Quando você a viu pela última vez?

— Depois que ela chegou em casa do seu jogo. A gente... teve uma discussão. Quer dizer, o máximo que se pode ter de discussão, já que ela mal fala comigo. Ela queria sair. Queria ir à biblioteca, e eu me ofereci para levá-la, mas ela não quis deixar. É longe demais para ir a pé. John lhe deu uma carona. Ele disse que a deixou lá, mas ninguém na biblioteca a viu. Eles conhecem a Sara. Ela não esteve lá.

Senti meu estômago gelar.

— Ela foi de carona com o John?

— Isso. Ele está na rua atrás dela. Eu chamei a polícia.

Olhei pela janela.

— Eu também vou pra rua procurá-la.

Não esperei sua resposta. Enfiei o celular no bolso e desci as escadas correndo.

***

Passei a noite inteira atrás de Sara. Minha mãe foi comigo e demos algumas voltas de carro por um tempo, mas não achamos nada. Estava escuro, e não vimos nada além de sombras. Dirigíamos em silêncio. Eram quase duas horas quando voltamos para casa.

— Sinto muito, Dani — disse ela. — Não há nada que possamos fazer hoje. A polícia está procurando.

— Acho que foi o namorado da mãe dela — afirmei.

Ela virou-se para mim.

— O quê?

— A gente tem investigado. Sara acha que ele matou o pai dela. Se ela o tiver confrontado, John pode ter feito alguma coisa com ela.

— Não consegui mais conter o que sabia. — Sara pode estar em perigo.

Minha mãe franziu a testa.

— Por que vocês pensariam isso? Têm alguma prova?

— Temos nossos motivos.

Ela olhou para mim.

— Vou ligar para a delegacia. Eles vão querer conversar com você.

Assenti com a cabeça.

— Pode ligar.

Chegaram lá em casa dez minutos depois. Eram dois policiais: um jovem de cavanhaque e braços fortes, e um sargento mais velho e grisalho com uma barriga enorme e um olhar hostil. Sentaram-se na cozinha de frente para mim.

Tive o cuidado de não revelar todos os detalhes, especificamente a parte em que invadimos a casa. Mas contei sobre a gravação, o pedido de perdão de John e a carta falsa escrita por ele.

Os policiais se entreolharam algumas vezes, enquanto meus pais observavam.

— Nós podemos conversar com o John — disse o mais velho, Sargento Bent, com a voz rouca. — Mas não podemos prender ninguém com base em cartas e pedidos de desculpas. Eu conheço o John. Ele não é um cara ruim. Mas vamos ter uma conversa.

O policial mais jovem virou-se para mim.

— A mãe da garota disse que ela não fala com ninguém além de você. Por quê?

Hesitei.

— Não sei. Acho que ela sabia que eu a ouviria.

Os dois se entreolharam novamente e foram conversar com meus pais, sussurrando. Eles não acreditavam em mim. Era óbvio. Não que eu me importasse, porém me importava com Sara.

— Quem tá fazendo a busca pela Sara? — perguntei em voz alta.

O Sargento Bent se voltou para mim.

— Temos três policiais na rua agora. Eles vão encontrá-la, garoto. Ela tá bem.

Depois foram embora, e meus pais disseram para eu ir me deitar. Também não acreditavam em mim.

Minha mãe deu um beijo na minha testa e sussurrou:

— Ela vai ficar bem. Vocês vão se ver amanhã de manhã.

Então ela se retirou do quarto com meu pai, e fiquei sozinho ali novamente. Andei de um lado para o outro durante um tempo. Queria fazer o Ritual para me sentir melhor, mas não estava pronto para dormir. Só conseguia pensar em Sara. E se John tivesse feito algum mal a ela? Eu me sentei, me levantei e fiquei refletindo sobre o que fazer.

Como eu poderia dormir enquanto ela estava desaparecida? Lembrei-me das últimas semanas. O dia no corredor. A brincadeira de tocarmos nos rostos um do outro. O cartaz. As idas à casa de John. A noite nos arbustos. A caminhada pelo campo, onde ela me dissera que queria ficar sozinha.

Saí pela porta antes mesmo de meus pais dormirem.

— Sara?

Eu caminhava na escuridão com a grama na altura da cintura. Era como chapinhar pela água à noite, as únicas fontes de luz as incontáveis estrelas no céu e os postes de rua que ficaram para trás. Fazia frio, e eu podia senti-lo se esgueirando por baixo de meu suéter e meu jeans e se colando à minha pele como uma toalha molhada. Tremia.

— Sara!

— Aqui — respondeu uma voz fraca, quase inaudível mesmo naquele silêncio.

Encontrei-a um minuto depois. Ela estava deitada de costas, afundada no meio da grama e simplesmente olhando para o céu, sem se mover nem mesmo quando eu me aproximei.

— Oi — falei.

— Oi.

Agachei-me ao seu lado, franzindo a testa.

— Tá todo mundo atrás de você.

Ela não tirava os olhos das estrelas.

— Acho que isso faz sentido.

— Há quanto tempo você tá aqui?

Sara demorou para responder.

— Não sei. Estou sem meu celular. Desde o almoço, acho.

Fiquei olhando para ela por um instante, e então me deitei na grama fria e úmida. Foi meio estranho me submergir na escuridão, mas às vezes fazemos coisas estranhas por outras pessoas.

Acho que é disso que se trata a amizade.

— Como é se deitar no meio de um campo à noite? — perguntou ela.

— Diferente.

As estrelas estavam lindas, pouco visíveis através dos fragmentos de escuridão que se estendiam por toda a minha visão, como se estivesse à beira de um buraco negro.

Ela deu uma risada.

— Sim. Desculpa ter feito você procurar por mim. Devia ter voltado pra casa.

— Por que você não voltou? O que aconteceu hoje?

— Briguei com minha mãe. Ela disse que estava se esforçando ao máximo pra cuidar de mim sozinha. Eu falei que se ela estava sozinha era por culpa dela mesma. Que eu sentia falta do meu pai. Que queria ter partido com ele, em vez de ficar.

— Você *falou* isso?

— Falei. Ela começou a chorar. Disse que eu não sabia de nada. Aí John interveio. Ele se ofereceu pra me levar à biblioteca de carro. Eu aceitei. Queria mesmo falar com ele. Ele foi pego de surpresa, como você pode imaginar.

Olhei para Sara. Em meio à escuridão, só conseguia enxergar o suave contorno de sua face e as estrelas que se refletiam nos seus olhos.

— E aí?

— Perguntei se John tinha conhecido meu pai. Ele disse que não. Perguntei se sabia onde meu pai estava. Ele disse que não. Perguntei se ele tinha algum arrependimento em relação a como tudo aconteceu.

Ela ficou em silêncio.

— E? — perguntei.

— Ele olhou para mim e disse que sim. E disse que sentia muito. Mas não quis falar mais nada.

Escutamos o som dos grilos durante um tempo.

— Eu contei à polícia que o John tinha algo a ver com o seu sumiço.

Sara olhou para mim.

— O quê?

— Eles foram à minha casa e eu contei tudo. Bem, não a parte em que invadimos a casa do John e tal, mas todo o resto.

— E não acreditaram em você.

— Como sabe?

— Porque eu escrevi uma carta a eles. E me disseram que não podiam fazer nada sem provas.

Dei um suspiro.

— Então não temos o suficiente.

— Não. Mas ele basicamente confessou o crime pra mim hoje. E então vim pra cá. Não queria olhar na cara deles.

Minha mão encontrou a dela na escuridão, fria e pegajosa. Nossos ombros estavam se apertando um contra o outro, e havia calor suficiente ali para impedir que eu começasse a tremer. Mas ela devia estar morrendo de frio a essa altura.

— A gente devia voltar — sussurrei.

— Cinco minutos?

Abri um sorriso.

— Claro.

Ficamos deitados em silêncio por um tempo, e depois começamos nossa caminhada de volta para casa.

CAPÍTULO 24

A mãe de Sara veio correndo aos berros enquanto chorava, e abraçou a filha até ser obrigada a soltá-la. Sara não disse nada à mãe, a John nem ao policial que estava lá. Somente assentiu com a cabeça e subiu as escadas. Coube a mim responder as perguntas, mas eu contei apenas que ela havia fugido e que eu a tinha encontrado em um lugar onde gostava de ir para ficar sozinha.

Eles me fizeram mais perguntas, mas eu disse que estava cansado e por fim fui liberado.

John se ofereceu para me dar uma carona, porém recusei e fui a pé.

Meus pais nem notaram que eu havia saído. Entrei em casa sorrateiramente, fui para o meu quarto e, então, iniciei o Ritual às quatro da manhã. Deitei na cama às cinco e adormeci imediatamente.

Acordei com um e-mail de Sara.

Hoje é o dia D. Me encontre na esquina da casa do John às 14h.

Rolei na cama e tentei voltar a dormir. Mas era tarde demais. O brilho do sol invadia o quarto pelas janelas e nós ainda tentaríamos pegar um assassino mais tarde. Levantei-me da cama.

Tomei café da manhã com Emma. Por sorte, meus pais decidiram dormir até mais tarde por conta da noite anterior. Não queria ter uma conversa sobre falsas acusações, minha amiga maluca Sara e o que mais estivesse me aguardando.

— Eu escutei a conversa ontem à noite — disse Emma.

Dei um suspiro.

— Que parte dela?

— Tudo.

Olhei para ela aborrecido.

— Era, tipo, uma hora da manhã.

— Eu estava lendo — disse Emma, inocentemente. — Só ouvi por acaso.

— Claro.

Ela descansou a colher e olhou para mim atentamente.

— Você tá investigando um assassinato.

— Mais ou menos.

Emma assentiu com a cabeça, como se a situação fosse perfeitamente normal. Começou a batucar o dedo na mesa.

— Vocês acharam uma arma?

Franzi a testa.

— Talvez.

— Uma motivação?

— Creio que sim.

Ela assentiu.

— Mas vocês claramente não têm o corpo.

— Como você conhece essas perguntas? — perguntei, olhando desconfiado.

— *CSI*.

— Mamãe mandou você parar de assistir *CSI*.

Emma deu de ombros.

— Bem, não tendo o corpo, é preciso ter uma confissão. Ou que o culpado leve vocês até o corpo. Vocês só têm provas circunstanciais, e isso não é suficiente.

Fiquei encarando-a, coçando a testa de aflição.

— Você vê TV demais.

— E você devia ter me recrutado desde o início — disse ela, rabugenta. — Enfim, o que você vai fazer hoje?

Afastei minha tigela e me recostei.

— Provavelmente tentar conseguir uma confissão.

Antes de sair para encontrar com Sara, decidi escrever um pouco mais. Estava apavorado com a ideia de voltar à casa de John e pensei que escrever pudesse me acalmar um pouco. Além do mais, imaginei que autores escrevessem mesmo estando sem vontade, inclusive nos dias em que tinham que solucionar um assassinato. Eu acho, pelo menos. Não conhecia nenhum autor de verdade.

O que eu sabia de fato era que estava muito perto de ter um ataque de pânico, algo que tinha aprendido no livro. Entender o que eu sentia deveria me deixar mais calmo, mas não era o caso. Escrever, por outro lado, fazia isso. O Daniel normal continuava vivo ali.

Havia escrito mais alguns capítulos desde o posto de gasolina... pequenos, na maioria das vezes. Acho que seria um conto, no fim de tudo. Talvez uma novela, no máximo. Mas sempre poderia acrescentar mais depois.

Tinha acabado de chegar na parte em que eles entravam no edifício em Nova York. As coisas estavam ficando empolgantes. Eles estavam quase no interruptor.

Sara e Dani subiram as escadas sorrateiramente sob o silêncio pesado da escadaria de concreto de vinte andares. Não fora fácil encontrar este tal de Charles Oliver, e os dois haviam quase perdido a vida visitando os dois apartamentos anteriores. Mas desta vez tinham quase certeza. Até mesmo seu correio de voz dizia: "Charles Oliver... se for uma emergência, ligue para mim diretamente. Se não puder... então é melhor vir aqui consertar seu problema."

Podiam ter usado o elevador, mas Sara disse que, se as portas se abrissem e houvesse um monstro lá dentro, os dois estariam seriamente encrencados. Ela preferia ir de escada.

Assim, foram subindo um degrau atrás do outro em silêncio, o taco de beisebol tremendo nas mãos de Daniel. Ele estava com medo, mas ávido para finalmente chegarem lá. Estava prestes a consertar seu erro.

Chegaram ao nono andar e adentraram o corredor. Fazia um silêncio perturbador.

Olharam para ambos os lados. Nada. Sara assentiu para Daniel e começou a andar pelo corredor, movendo-se como um gato à espreita. Dani a seguiu, sentindo um arrepio. Tudo estava tranquilo demais.

Quase na entrada do apartamento, ele olhou para trás e a viu.

Não estavam sozinhos.

Havia uma criatura observando-os da outra extremidade do corredor, esticando os dedos como se estivesse se preparando para um banquete. Daniel virou-se para Sara:

— Corre!

Os dois dispararam pelo corredor e frearam em frente ao 912. Sara bateu à porta.

— Você se lembra de que todo mundo desapareceu? — perguntou Dani.

A criatura andava na direção deles com as garras esticadas.

— Certo — disse ela. — Então, o que vamos fazer?

Ele olhou para Sara.

— Achei que você tivesse um plano.

— Não.

A criatura estava muito perto. Daniel podia ver o reflexo da luz em suas garras. Sara voltou-se para a maçaneta.

— Apartamentos geralmente têm uma fechadura e uma tranca.

Os olhos de Daniel arregalaram enquanto a criatura olhava fixamente para ele.

— Anda!

Sara brandiu seu taco de croqué e mirou na maçaneta. Houve um clarão de luz azul, e em seguida a maçaneta saiu rolando pelo chão. Ela chutou a porta e os dois correram para dentro, fechando-a bem a tempo. Sentiram uma pancada vinda do outro lado e pressionaram suas costas contra a porta enquanto Sara manuseava a tranca e a fechava.

Reclinei-me na cadeira e olhei o horário. Sara já estava esperando. Era hora de solucionar esse assassinato de uma vez por todas.

Nós nos encontramos na esquina da rua de John. Era um dia claro e cintilante de novembro; frio o bastante para congelar a ponta do meu nariz e dos meus dedos, e mandar arrepios até os dedos dos pés. Sara me aguardava pacientemente, enfiada em um amontoado de cercas vivas em um canto, caso John passasse por ali de carro.

Dei uma espiada na casa, onde a caminhonete preta estava estacionada na entrada.

— Eu sei — falei —, estou atrasado.

Sara deu de ombros.

— Alguns minutos. Não tem problema.

Olhei para ela, desconfiado.

— O que você fez?

Ela sorriu.

— Peguei isto aqui.

Sara tirou um celular do bolso: um iPhone preto que certamente não lhe pertencia. Ela o desbloqueou e na tela surgiu uma foto de sua mãe sorridente.

— Cadê sua mãe?

— Passeando com minha avó. Foram fazer compras em outra cidade e vão ficar longe o dia todo. Ela já ligou pelo celular da minha avó perguntando se tinha esquecido o dela. Não esqueceu; eu tirei de sua bolsa mais cedo.

Franzi a testa.

— E o plano é...

— Virar minha mãe — disse ela. — Meu celular tá na traseira da caminhonete do John. Com o aplicativo antirroubo ligado.

— Você vai rastreá-lo.

— Isso. Me acompanhe.

Com um suspiro, segui Sara até a cerca viva, fora do raio de visão da rua, e nos sentamos na terra. Torci para os proprietários não nos encontrarem aninhados em seus arbustos. Seria algo complicado de explicar.

Sara desbloqueou o celular.

— Talvez a gente tenha que sair daqui rápido. Preparado?

— Acho que sim.

Ela assentiu com a cabeça e começou a digitar. *Sara está me fazendo perguntas. Acho que ela sabe.*

Aguardamos em silêncio durante um minuto. Então, o telefone vibrou.

Como assim? Que tipo de perguntas?

Olhamos um para o outro. Ela digitou novamente. *Sobre o que a gente fez. Sobre você. Ela quer visitar sua casa, e acho que está começando a suspeitar sobre o paradeiro dele.*

O que você vai fazer?

Sara abriu um sorriso. *Só tenha certeza de que não tem nada na casa. Vai ser melhor se deixarmos ela fazer uma visita. Não tem nada aí, certo?*

Uma pausa. *Só a carta que você me mandou. Posso me livrar dela. E se ela vir minha arma... Vou escondê-la.*

Ótimo. Vou *levá-la aí mais tarde quando voltar.*

OK.

Senti meu coração acelerado. Era verdade. Tudo aquilo. Olhei para Sara, que deu o golpe letal.

Se ela achar alguma coisa... Você pode conferir se o local tá em ordem? Sara pode encontrá-lo. Ela é esperta demais.

— Você tinha que acrescentar essa parte? — perguntei, severo.

Ela deu de ombros.

OK. Vou lá agora.

Sara e eu nos entreolhamos.

— Uau — murmurei.

— Sim — sussurrou ela.

Suas mãos estavam tremendo agora. Era compreensível. Seu pai realmente estava morto. Sua mãe havia ajudado o namorado a matá--lo. Eu sabia que Sara sempre tinha torcido para estar errada. Porém, não estava. Seu pai estava morto e ela estava prestes a destruir o que sobrara de família.

— Você tá bem? — perguntei.

Ela assentiu com a cabeça.

— Não temos tempo pra isso. Cuidado pra não ser visto.

Passaram-se alguns minutos até o motor rugir. Ficamos abaixados quando a caminhonete preta saiu acelerando rua abaixo e virou a esquina. Ouvimos seu ruído desaparecer a distância.

— Tudo certo? — perguntei.

Sara abriu o iCloud e vimos o pontinho azul se movendo.

— Tudo. — Ela olhou para mim. — Tem uma carta da minha mãe lá dentro. A gente precisa dela. A gente precisa de todas as provas que pudermos pegar, pra garantir.

Dei um suspiro.

— Eu vou lá. Fica de olho no GPS.

Sara pegou na minha mão, me passando a chave com um aperto.

— Obrigada. Seja rápido.

Emergi da cerca viva e atravessei a rua correndo, tentando agir discretamente quando duas pessoas passaram do outro lado passeando com um cachorro. Quando ficaram para trás, andei rapidamente até a varanda, olhei para os dois lados e abri a porta. O odor familiar de suor e cerveja pairava no ar, e uma luz repleta de poeira atravessava a cortina fechada pelas laterais. Precisava encontrar a carta. Rápido.

Verifiquei a lixeira da cozinha primeiro, caso John a tivesse jogado fora. Não havia nada além de restos de comida podre e embalagens. Eu duvidava que ele tivesse se dado o trabalho de enterrá-la ali dentro. Segui para o banheiro. Nada.

Ele provavelmente ainda não tinha jogado a carta fora. Já estava a caminho do quarto quando percebi a arma em cima da mesinha do corredor, aquela mesma da gaveta da cômoda. Claramente, ele havia tirado a arma da gaveta para escondê-la, mas quis ter certeza de que o corpo estava bem escondido. Senti meu estômago se revirar. Será que o pai de Sara estava enterrado em algum lugar na mata? Será que John estaria escondendo-o neste momento? Será que ele faria a mesma coisa comigo e com Sara se nos pegasse? É óbvio que sim. Precisava me apressar.

Fui para seu quarto, procurando naquele espaço imundo algum lugar que eu ainda não tivesse revirado.

Não precisei procurar muito. Era óbvio que John começara o processo antes de ser avisado sobre o corpo. Havia uma carta em cima da cama, amassada e escrita de maneira apressada. Atravessei o quarto lentamente, meu corpo inteiro formigando, e peguei o papel. A tinta estava manchada com marcas de lágrimas.

Querido John,
Sei que não deveria pedir isto de você. Estamos juntos há apenas alguns meses, e tudo tem sido maravilhoso, mas você não deve nada a mim. No entanto, preciso fazer este pedido. A situação ficou ruim. Muito ruim. Sei que não tenho sido uma boa esposa, nem uma boa pessoa, e que mereço o que atraio. Mas ele está sempre furioso. Gritando quando Sara não está por perto. Vem bebendo mais a cada dia e tomando remédios, e receio que algo possa acontecer a qualquer instante. Não posso tê-lo por perto. Sara está começando a ouvir coisas. Isso não é saudável para ela. Ela não pode ficar sabendo disso.

Preciso da sua ajuda. Preciso que ele fique longe da minha vida. Quero começar do zero com você, deixar isso para trás, mas não posso fazer isso sozinha. Não sou forte o bastante. Você não deve nada a mim, mas, se fizer isso, poderemos finalmente iniciar nossa vida juntos. Então preciso da sua ajuda e preciso que escreva um bilhete... uma carta... explicando que ele foi embora. Assinada por ele mesmo. Preciso de algo para entregar à minha filha. Ela ainda ama o pai. Não enxerga o que ele se tornou.

Quis lhe escrever uma carta porque não sou capaz de dizer essas coisas sem chorar. Sinto-me um fracasso como mãe, como esposa e como todo o resto. Desculpe por arrastar você para esta situação. Se puder me ajudar, me ligue mais tarde.

*Com amor,
Michelle*

Li o conteúdo da carta lentamente. Era um assassinato, pura e simplesmente. Tínhamos a prova agora.

Precisava ir embora dali. Rápido.

Virei-me para sair, minhas mãos tremendo tanto que a folha que eu segurava chegava a fazer um barulho crepitante. Acho que vi a sombra antes de ver o homem. Ele estava parado no corredor, sua cabeça e seus ombros largos tocando as paredes como um retrato em dimensões perfeitas. Havia uma arma em sua mão direita. A arma.

Ele olhou para mim, quase relutantemente, seus olhos mais escuros do que o cômodo.

— É uma pena mesmo — sussurrou ele.

CAPÍTULO 25

Fiquei paralisado na hora. O engraçado é que a sensação foi como a de um Choque: o coração acelerado, não conseguia respirar direito e meus braços começavam a formigar. Pensei que fosse morrer, o que também foi parecido. A única diferença era que isso não podia ser consertado. Eu não podia fazer absolutamente nada além de olhar fixamente para o homem que estava prestes a me matar. Acho que só podia me render.

John olhou nos meus olhos enquanto levantava o braço. E então colocou a arma em cima da cômoda.

Olhei para ela confuso. Ele sentou-se na cama, parecendo exausto, e levou as mãos ao rosto.

— Eu não queria ter me envolvido nisso — disse ele.

Nem mesmo perguntou o que eu estava fazendo em sua casa. Acho que já devia saber.

— Michelle me pediu, e eu a amo. Mas sempre gostei da Sara. Sei que ela não fala e tem seus... problemas, mas eu não me importava de ela ser quietinha. Sempre pareceu uma boa menina. Michelle até me mostrou suas notas... só dez. Menina inteligente. Para mim, ela merecia saber a verdade, mas confiei na mãe dela.

Ouvi passos, e então Sara surgiu na porta. Ela olhou para mim, confusa.

— Tentei te avisar — disse ela. — Seu celular tá desligado.

Peguei meu celular para verificá-lo.

— Ah.

John e Sara se entreolharam, e fiquei surpreso ao ver que os olhos dele estavam cheios de lágrimas.

— Eu percebi que era você. Não pensei direito. Sua mãe tá em outra cidade hoje. E ela nem é de usar letra maiúscula. Não costuma mandar mensagens, eu acho. Ela teria ligado. Estava na metade do caminho quando me dei conta.

— Por que você fez isso? — perguntou Sara.

Seus olhos estavam vidrados também. Ela estava com o celular em mãos, pronta para ligar para a polícia, seu dedo pairando sobre o botão de discar. Sara estava preparada para entregá-lo.

Ele balançou a cabeça.

— Ela me pediu. Eu não estava confortável com isso, mas ela disse que seria melhor. Por causa da condição dele. E, quando recebeu a notícia, ela sabia que seria demais pra você. Foi só um ou dois dias depois. No hotel. Ela procurou a polícia e pediu para eles abafarem o caso. Foi tudo muito discreto. A gente decidiu manter a história.

Sara e eu nos entreolhamos, confusos.

— Ela procurou a polícia?

John franziu a testa.

— É claro. Ela não queria que saísse no jornal ou algo assim. E sabia que você também iria até a polícia, então pediu pra eles ficarem de bico fechado.

Sara apoiou-se na moldura da porta, e achei que o celular fosse cair de seus dedos frouxos. Aquilo era demais para ela. Vi que ela estava tremendo e que sua visão começava a embaçar, e soube que o Grande Espaço se aproximava. Mas ela precisava de respostas.

— Por que a polícia acobertaria isso? — sussurrou Sara, como se estivesse muito distante.

— Eles concordaram que era melhor. E sua mãe pediu, Sara. Ela tem esse direito, eu acho. Já eu... eu tive problemas com meu velho. Muitos. Achava que você merecia a verdade. Você merecia lamentar sua morte.

— Lamentar sua morte? — perguntou ela, os olhos faiscando de raiva. — Você o matou e quer que eu lamente sua morte?

John olhou para ela. Nessa hora era ele quem parecia confuso. Mantive meus olhos na arma. Se tudo desse errado, eu precisava alcançá-la antes de John. Não sabia o que faria em seguida, mas tinha que pegá-la primeiro.

— Matei ele? — perguntou John, perplexo. — Eu não matei ninguém.

Decidi intervir e mostrei a carta.

— Então o que é isso?

— A carta que Michelle escreveu — disse ele, ainda pasmo. — Pedindo pra eu escoltá-lo da casa até o hotel. E pra escrever o bilhete dizendo que ele ia embora, porque ele não estava em condições para isso.

Sara deslizou para o chão. Quis ajudá-la, mas nada daquilo fazia sentido.

— Mas a arma...

John virou-se para mim.

— É uma arma. Muita gente tem armas. Só não queria que Sara a encontrasse e pensasse que eu era um criminoso ou algo do tipo. Já fiz coisas ruins no passado, admito. Mas eu mudei. Queria que ela gostasse de mim. — Ele olhou novamente para Sara. — Esperava que um dia ela fosse pensar em mim como um pai.

Sara começou a chorar.

— Um pai? — disse, com esforço. — Como é que você poderia pensar que...

John parecia arrasado.

— Sara, eu não matei seu pai. Ele era doente. Sofria de uma depressão grave, e quando descobriu meu relacionamento com sua mãe, foi demais pra ele. Ele estava bebendo, tomando remédios e num estado muito ruim. Pedimos pra ele sair da casa durante um tempo pra ficar num hotel. Eu não devia ter me metido, mas sua mãe não conseguia resolver isso sozinha. Michelle já o amou um dia. Mas as coisas estavam ruins fazia um bom tempo. Isso não é desculpa, eu sei. Mas ele foi pro hotel. E dois dias depois foi encontrado. Overdose. Ele se matou.

Sara começou a chorar. Fui até ela, a envolvi em meus braços e deixei que ela chorasse. Seu corpo tremia todo.

— Então aonde você estava indo agora há pouco? — perguntei.

John enxugou os olhos bruscamente.

— Ao cemitério. Queria colocar umas flores na lápide para parecer bonita se Michelle decidisse contar a verdade. Queria que ela soubesse que não tínhamos esquecido dele.

— E o relógio?

Ele deu um sorriso sutil.

— Eu peguei. Tenho um amigo que conserta joias. Queria que ele polisse e consertasse o relógio pra ela. Achei que daria um bom presente. Sei lá. Eu estraguei tudo, Sara. Desculpa.

— E quanto à sua acusação por agressão? — perguntei. — E o cara que apareceu aqui pra pegar cinco mil dólares?

John franziu a testa e olhou para mim.

— Vocês estavam aqui nesse dia também?

— Sim — murmurei.

— Ele é um velho amigo — disse John com a voz rouca. — Não vou mentir, fiz más escolhas quando era mais jovem. Andava com um pessoal ruim, e só agora estou finalmente conseguindo me endireitar. Eu falei pra sua mãe — disse ele, olhando para Sara —, queria mudar. Estou tentando. Pensei até que talvez pudesse ter minha própria família. É por isso que estive disposto a fazer tudo aquilo. Achei que pudesse ser como um pai pra você, um dia.

De repente, John não parecia mais ser o homem que achava que ele era. Tinha tatuagens, uma barba grisalha, mas seus olhos escuros eram gentis, e ainda havia lágrimas escorrendo em suas bochechas. Ele remexia as mãos calejadas, inquieto.

E eu soube que era verdade. Tudo aquilo. Ele realmente estivera tentando protegê-la.

Sara o observou por entre as mechas encharcadas de lágrimas que caíam sobre seus olhos.

— Por que ela não quis me contar?

John hesitou, mas acho que estava cansado de mentir.

— Porque ele sofria da mesma coisa que você, querida. Ele tinha depressão. Tomava até os mesmos medicamentos. Acho que não queria que você pensasse que teria o mesmo destino. E não terá. Você é uma menina forte. Inteligente. Um dia ela iria te contar. Mas ela temia que isso fosse te deixar pior. Que você não fosse se recuperar.

As lágrimas começaram a rolar pelo rosto de Sara novamente.

John nem se mexeu. Só a deixou ficar sentada ali, chorando.

***

Mais tarde, fomos ao cemitério. Sara permaneceu em frente à lápide por um bom tempo, olhando para ela. Havia flores encostadas nela, embora estivessem um pouco murchas.

— Queria colocar flores novas — disse John, baixinho. Ele não falou mais nada depois disso.

Era um lugar agradável, acho. Fui a um cemitério uma vez, quando minha avó morreu, mas o dia estava chuvoso, nublado, e todo mundo chorava. Hoje o céu aparecia aberto, e, mesmo sendo novembro, a grama continuava verde e cortada com capricho. Vi outras famílias andando por ali, de mãos dadas e recordando-se.

Não era um lugar ruim, mas acho que Sara não se importava. Ela só precisava se despedir. Fiquei feliz por ela ter a chance.

Me deixei ficar um pouco para trás, até Sara se virar para mim e pegar na minha mão. Ela olhou para John.

— Fico feliz que você tenha dado uma lápide a ele — disse ela, em voz baixa. — Posso vir aqui para ler, talvez.

Ele assentiu com a cabeça.

— Foi sua mãe que fez tudo isso. Ela me disse que o enterro foi tranquilo. Que veio somente com a mãe dela e os pais do seu pai. Eu não vim.

— Ele provavelmente ficou grato por isso — disse Sara, olhando para a lápide. — Desculpe por ter pensado que você era um assassino.

— Você tinha todo direito de se perguntar o que tinha acontecido — disse ele, e então fez uma pausa. — Vamos contar pra sua mãe agora?

Sara deu um suspiro.

— Vamos. Você espera comigo, Dani?

— Claro.

Ficamos ali em silêncio enquanto John foi ligar para Michelle. Sara parecia perdida.

— Ele escondeu a depressão de mim — disse ela, suavemente. — É por isso que me entendia, eu acho. Eu era igual a ele.

Olhei para Sara.

— Só porque vocês sofrem do mesmo transtorno não significa que vocês sejam iguais.

Ela não tirava os olhos da lápide.

— Não sou uma Criança das Estrelas, Daniel.

Sara tirou sua pulseira, os pequenos pingentes de estrelas balançando enquanto ela a mantinha no ar, até deixá-la cair em frente à lápide do pai. Eu não soube o que dizer, portanto permiti que o silêncio se espalhasse por um momento.

— Nunca acreditei de verdade que eu era. Só li sobre isso uma vez e gostei da ideia. Fez me sentir especial.

— Você é especial — afirmei.

Sara balançou a cabeça, seus olhos cheios de lágrimas novamente.

— Eles tiveram que me proteger da verdade porque acharam que eu não conseguiria lidar com ela. Eu me achava tão esperta. Mas estava completamente errada. — Ela virou-se para mim. — Sou solitária. Sempre fui. Não falava com ninguém porque achava que ficar sozinha era mais seguro. Eu era só a PsicoSara, não falava, e ninguém podia me dizer que eu não era especial. — Seu rosto estava coberto de lágrimas. — Era o único jeito.

— Você era solitária — concordei. — Mas não é mais. Sei que sua mãe mentiu, mas ela estava tentando te proteger. E John... ele parece ser um cara legal.

Sara não respondeu, então peguei sua mão e pressionei seus dedos.

— E eu estou aqui, também. Você é estranha, temperamental e talvez um pouco maluca, mas também é a pessoa mais interessante que eu já conheci. Acredite em mim, você é especial. E de agora em diante talvez devesse parar de se esforçar tanto pra ficar sozinha.

Ela sorriu e apertou meus dedos também.

Fomos embora do cemitério juntos, e Sara não chorou mais.

Quando a mãe de Sara voltou para casa, eu fui embora. Ela e a avó choraram descontroladamente, e Sara permitiu que as duas a abraçassem, mas vi a expressão de raiva em seus olhos. Saí de fininho e John me levou para casa.

— Desculpe ter invadido sua casa — falei. — Três vezes.

Ele deu uma risada.

— Tudo bem. Aposto que você ficou bem nervoso quando apareci com a arma.

— Pois é.

Ele olhou para o céu escuro. Eram quase sete horas.

— Relacionamentos são dureza, cara.

— É o que parece.

— Fico feliz que você esteja ao lado dela. Sara precisa de alguém. Cuide bem dela.

Olhei para John.

— A gente não tá junto, sabe.

Ele sorriu.

— Claro. É o que todos dizem.

Franzi a testa quando encostamos na entrada de casa. Acho que minha mãe estava observando da janela. Ela devia estar enlouquecida, e meu celular tinha ficado desligado o dia inteiro. Para completar, ainda havia um cara tatuado me dando carona. Achei melhor entrar de uma vez antes que ela saísse atrás de mim.

— Obrigado pela carona.
— Posso te perguntar uma coisa?

Hesitei.

— Claro.
— Você acha que foi certo? Ter escondido tudo? Quer dizer, foi Michelle quem me pediu. Eu fiz a coisa certa?

Refleti sobre a pergunta.

— Não sei. É difícil saber qual era a coisa certa.

John assentiu com a cabeça e fez um gesto para a casa. Minha mãe já estava abrindo a porta.

— Com certeza. Espero que tenha sido. Eu tentei, sabe. Ser alguém em quem elas pudessem confiar. Acho que estraguei tudo.

Dei de ombros e saltei da caminhonete.

— De qualquer maneira, não é tarde demais para consertar isso — falei.

Fechei a porta e corri para dentro. Minha mãe lançou um olhar curioso para John e bateu a porta de casa rapidamente. Depois de escapar com sucesso de suas perguntas e fugir para o meu quarto decidi me sentar ao computador. Era hora de terminar o livro.

CAPÍTULO 26

O apartamento estava em silêncio. As cortinas, totalmente fechadas, faziam com que o cômodo permanecesse em completa escuridão. Atrás deles, Daniel pôde ouvir longas garras arranhando a porta, de cima a baixo. Conferindo-a, procurando uma entrada. Sara e Dani se entreolharam e então verificaram se a porta estava de fato trancada.

— Eles vão dar um jeito de entrar em breve — disse ela. — Vamos nessa.

A sala de estar parecia bastante normal, tranquila e vazia. Havia um copo d'água pela metade na mesinha de centro, juntando poeira e evaporando vagarosamente.

— O quarto — disse Sara, com firmeza.

Daniel a seguiu até o cômodo. Uma parede sustentava uma pequena cama dobrável, e ocupando inteiramente a outra metade do quarto havia um conjunto gigantesco de monitores, sensores e servidores. Era a instalação mais impressionante que Daniel já vira. Enormes cabos de dados atravessavam as paredes, e uma delas tinha um símbolo pintado: uma estrela solitária. O símbolo era o centro da teia de aranha. A estação que se conectava às demais. E, de acordo com Sara, o portal secreto para outra dimensão.

Uma dimensão que Daniel poderia finalmente consertar. Ele poderia trazer todos de volta. Poderia salvar o mundo.

O interruptor se encontrava ao lado do computador, em plena vista. Em posição de desativado, exatamente como Sara dissera. Desligado. Quando Charles Oliver tinha desaparecido, não havia ninguém ali para ligá-lo de volta. Até este momento.

Sara virou-se para Daniel e sorriu.

— A honra é toda sua, Dani.

Ele assentiu com a cabeça e iniciou sua travessia do quarto. Seus passos provocavam rangidos no velho assoalho de madeira.

Ao se aproximar do interruptor, pensou sobre a jornada para chegar até ali. As criaturas, as rodovias vazias, o tempo que passara com Sara. Seus sentimentos por ela. A jornada inteira de adversidades para consertar seu erro. Para encontrar seu destino. Para tornar-se a pessoa que deveria ser.

A estrela crescia à medida que Daniel se aproximava. Era a representação de sua trajetória extraordinária.

A representação dele e de Sara. Crianças das Estrelas. Heróis.

E tudo o que ele precisava fazer para consertar aquilo era ligar o interruptor uma última vez.

Reclinei-me na cadeira por um segundo, minhas mãos fazendo uma pausa sobre o teclado. Era como se eu estivesse escrevendo sem ao menos saber o que estava dizendo. Minhas mãos simplesmente se moviam. Mas nesse instante meu cérebro havia finalmente alcançado o ponto onde a narrativa tinha parado, e eu me sentia como se estivesse caminhando para a estrela e o interruptor. Soube na mesma hora como a história precisava terminar.

Daniel parou e olhou para o interruptor que o aguardava.

— O que aconteceu? — perguntou Sara com aquela urgência.

Os arranhões à porta ficavam mais altos. As criaturas estavam se aproximando.

— Não sei.

Sara fez cara feia.

— Ligue o interruptor! Tudo vai voltar a ser como antes. Você pode ser um garoto normal de novo.

Daniel não se moveu.

— Não.

Sara correu até ele.

— O quê?

Ele balançou a cabeça.

— Não vou ligar. Eu gosto daqui.

Ela parecia confusa.

— A gente percorreu um longo caminho até aqui. Você por acaso olhou lá pra fora ultimamente? A humanidade sumiu. O mundo tá vazio. Tem monstros nos atacando agora mesmo. Nós vamos morrer.

Daniel virou-se para ela com um sorriso.

— Somos nós contra o mundo. Não estamos mais sozinhos.

Sara franziu o rosto.

— Mas o que a gente faria?

— Qualquer coisa — respondeu Daniel. — Não precisamos de mais ninguém. A gente dá conta dos monstros.

Ele segurou a mão de Sara.

— O que você acha? Nós dois contra o mundo.

— Dani?

Virei-me para a porta do quarto. Era Emma.

— Fala.

— Quer ler um pouquinho?

Emma segurava um livro sob o braço. Olhei para ela por um momento. Acho que meu final não era a solução correta. Óbvio que a ideia de enfrentar um mundo desolado ao lado de Sara era bem maneira. Mas não queria isso de verdade. Não queria ficar sozinho. Sentiria saudade de Emma, dos meus pais e até de Steve. Sentiria saudade de Max, das nossas terças-feiras jogando videogame e tudo mais.

Dei um sorriso.

— Claro.

Voltei-me para o computador enquanto Emma se deitava no carpete.

Sara apertou sua mão e sorriu com o taco de croqué ainda apoiado no ombro.

— Ainda podemos ser eu e você — disse ela. — A gente pode enfrentar o mundo. Mas antes temos que trazê-lo de volta.

Daniel refletiu e, enfim, assentiu com a cabeça.

— Juntos?

— Juntos — concordou ela.

Os dois andaram até o interruptor ao lado do computador, posicionaram os dedos sobre ele e o ligaram. Instantaneamente, um homem pálido e magérrimo apareceu na cadeira. Ele olhou para ambos e os cumprimentou com um aceno da cabeça.

— Por quanto tempo sumimos? — perguntou em voz baixa.

— Alguns dias — afirmou Sara.

— Pareceu um piscar de olhos — murmurou o homem. — Fascinante. Façam-me um favor... Não mexam no interruptor novamente.

Daniel deu um sorriso sombrio.

— Pode deixar.

Caminharam pelo corredor, onde viram pessoas começarem a sair de seus apartamentos completamente normais. Saíram do prédio sob a forte luz do dia e encontraram as ruas já movimentadas. A lua havia sumido.

Daniel contemplou as ruas caóticas da cidade.

Ele pegou na mão de Sara novamente e, pela primeira vez em anos, desde muito antes de ter desligado o interruptor, não se sentiu sozinho.

Com um sorriso no rosto, salvei o arquivo. Não era um ótimo conto. Realmente não era. O desenvolvimento dos personagens deixava a desejar, a história precisava de muitos ajustes, e eu não tinha certeza se gostava do título. Porém, gostava do final. Para mim, isso significava tudo.

Deitei-me no carpete ao lado de Emma.

— Eu vejo uma fada — disse ela. — Elleor. Cria de samambaia de Laron que se apaixonou por um príncipe humano.

Abri um sorriso.

— Eu vejo um príncipe. Logan. De cabelo escuro e olhos azuis. Ele acabou de ver seu reflexo pela primeira vez.

Abrimos nossos livros e começamos a ler. Adormeci com o livro sobre o peito, e quando acordei estava deitado na cama. Meu pai deve ter me carregado até lá. Levantei-me e iniciei o Ritual.

CAPÍTULO 27

Segunda-feira foi um dia estranho na escola. Acho que eu tinha me tornado popular. Taj e Tom estavam conversando comigo e desfilando pelo colégio com suas medalhas. Eles me convidaram para jogar basquete e não fizeram nenhum comentário quando errei um arremesso. Max estava mais feliz do que eu jamais o tinha visto.

Depois da partida do campeonato estadual, o treinador do ensino médio apareceu e disse o quanto estava animado para ver Max no próximo ano. Havia até uns olheiros de universidades na arquibancada, e alguns deles também tinham se apresentado. Max teria um futuro brilhante. Seu pai havia assistido a tudo, e sei que para Max aquela era a coisa mais importante.

Raya veio falar comigo no primeiro intervalo. Seu cabelo estava levemente cacheado nesse dia, enrolado na direção do queixo.

— Você deve ter tido um fim de semana e tanto — disse ela.

Dei um sorrisinho.

— Pode-se dizer que sim.

— Deve ser estranho... ser o herói do time.

— Foi só um chute — falei. — Foi Max quem levou a gente à vitória.

Ela sorriu e me deu um empurrãozinho.

— Foi um ótimo chute.

Eu conhecia aquele tipo de empurrãozinho. Era um clássico flerte. Tinha lido sobre aquilo em uma revista de moda on-line.

— Obrigado — respondi. — Eu me esforço.

— Contei ao meu pai que você venceu o jogo — disse ela, sorrindo. — Ele falou que ainda não gosta de você.

Dei uma risada.

— Justo.

— Mas isso te torna um rebelde, sabe.

— O que posso dizer? Eu aterrorizo pais por toda parte.

Conforme ríamos, vi Sara na outra extremidade do pátio. Ela estava sentada em um banco com a monitora ao lado. Do jeito como eu me lembrava. Olhos distantes. Sozinha. Era tudo o que eu temia ser.

— Você me dá licença um segundo? — perguntei.

Raya olhou para mim, surpresa.

— Claro.

Atravessei o pátio sozinho. O jogo de basquete seguia em alto e bom som atrás de mim.

Não olhei para trás.

Sara nem havia me notado até que parei em frente a ela. Então, seus olhos se arregalaram. Um sorriso surgiu em seus lábios. A monitora olhou para mim e depois para seu celular.

— Vou só atender uma chamada — disse ela, já se apressando.

— Oi — cumprimentei.

— Olá.

— Como você tá?

Ela deu de ombros.

— Bem. As coisas ainda estão estranhas com a minha mãe. Mas talvez elas melhorem no fim.

Assenti com a cabeça e me sentei ao lado dela.

— É.

— Você não deveria estar com seus amigos?

— Eu estou.

Ela deu uma risadinha, soando pela primeira vez como uma garota de treze anos. Então, olhou para mim.

— Eles vão zombar de você, andando com a PsicoSara.

Dei de ombros.

— Que seja. Se você é a PsicoSara, eu sou o Daniel Desengonçado. O que acha?

— Odiei.

Dei uma risada.

— Eu também. Escuta... Estava pensando em de repente falar com meus pais sobre ir com você, algum dia. Àquele grupo.

— Sério? — perguntou ela, surpresa. — Por quê?

— Porque mesmo sendo extraordinários acho que uma ajudinha sempre é bem-vinda.

Ficamos sentados ali por um tempo assistindo à correria dos alunos mais novos.

— Então seria tipo... um encontro? — perguntou Sara.

— Estaríamos indo a um terapeuta.

— Ainda assim vale como encontro.

Sorri e balancei a cabeça.

— Tudo bem, acho que vale. Ah, e antes que eu me esqueça. — Tirei a pulseira dela do meu bolso e a entreguei. Eu a havia pegado quando Sara não estava olhando.

Ela a recebeu hesitante e olhando para mim.

— Eu não sou uma Criança das Estrelas, lembra?

Abri um sorriso e tirei outra pulseira do bolso. Na verdade, era só um pedaço de barbante com um clipe dobrado em forma de estrela, como um pingente, mas foi o melhor que havia conseguido fazer em tão pouco tempo. Eu a coloquei.

— Claro que nós somos — respondi. — Mandamento número um. Você é uma Criança das Estrelas para sempre.

Sara sorriu e seus olhos ficaram um pouco embaçados. Sem aviso, ela me abraçou com força. Eu sabia que as pessoas estavam olhando, mas pela primeira vez não me importei.

Duas noites depois, minha mãe, Emma, Steve e eu jantávamos juntos. Meu pai estava no trabalho e chegaria tarde, como de costume. Steve estava devorando seu espaguete para poder sair logo e minha mãe conversava com Emma sobre um projeto escolar. Eu só fiquei sentado lá, comendo e pensando.

Passei tanto tempo escondendo meu TOC deles. Achava que era diferente, especial ou louco, e não queria que ninguém soubesse. Eu era exatamente como Sara. Mas isso era exaustivo.

— Então, o que você e Sara fizeram hoje? — perguntou minha mãe.

Eu não havia contado a ela sobre as sessões de terapia. Um passo de cada vez.

— Só ficamos de bobeira — respondi.

— Não acredito que o Daniel tem uma namorada — disse Steve.

Fiz uma careta.

— Somos amigos.

— Claro — respondeu ele. Emma deu uma risadinha.

— Você acha que talvez ela... comece a falar mais com a gente? — perguntou minha mãe, com cuidado.

— Acho que sim — respondi. — Ela tá trabalhando nisso.

A porta se abriu de repente e ouvi meu pai entrando em casa. Minha mãe olhou para ele, surpresa.

— Você chegou antes do normal — disse ela, quando meu pai apareceu na cozinha.

— Peguei um trem mais cedo — respondeu. Ele bagunçou meu cabelo, o que foi meio estranho, mas legal também. — Aí está o campeão. O time ainda tá comemorando ou vocês já voltaram a treinar?

— Ainda comemorando — falei, e ele sorriu e foi pegar um prato.

Percebi naquele momento que talvez não fosse para o futebol americano que ele ligasse. Talvez aquele fosse só seu jeito de se conectar comigo, já que não tínhamos muito em comum. Quando ele se sentou à cabeceira da mesa, pensei em meu livro. Tinha me convencido havia muito tempo de que meu pai só gostava de futebol americano, que Steve me odiava e que minha mãe só se importava com Emma. Eu vinha me fazendo desaparecer.

— Sobre o que estamos conversando? — perguntou meu pai.

Eu sorri. Ainda não estava pronto para falar sobre o TOC com eles; precisava de tempo, pois era tudo muito recente. Mas de uma hora para outra senti que podia lhes contar a qualquer momento, pois eles continuariam ali. Eu não estaria mais sozinho.

— Estávamos falando da namorada do Daniel — disse Steve. — Acho que o lance tá ficando sério.

— É mesmo? — perguntou meu pai, voltando-se para mim com interesse. — Vocês já saíram em um encontro ou algo assim?

Lancei um olhar resignado a Steve.

— Podemos mudar de assunto?

Antes de dormir, comecei a editar meu livro. Li em algum lugar que a edição deveria levar no mínimo o dobro de tempo da escrita, portanto, achei melhor começar de uma vez. Encontrei muitos erros. Na verdade, o texto não parecia muito bom, lendo-o de novo, mas tudo bem. Era só editar até que estivesse, acho.

Decidi que manteria o título por ora: *O último garoto da Terra*. Era apropriado. Ele sempre fora o último garoto da Terra em sua mente, mesmo antes de apertar o interruptor. Vivia em seu próprio mundo, vazio. Mas então convidou Sara e seu taco de croqué explosivo e não se sentiu mais tão sozinho. Eu gostava dessa parte.

Fechei o laptop e me levantei me espreguiçando. Eu sabia o que faria em seguida, é claro: iria ao banheiro e começaria o Ritual. Precisava fazer isso. Se não fizesse, iria morrer.

Lembrei-me do grupo e de esperar que minha mãe viesse nos buscar.

Sara havia me feito prometer que mandaria uma mensagem para ela antes de começar. Só isso. Só mandar uma mensagem.

Fiquei inquieto por um momento e então peguei meu celular.

Vou começar agora.

Esperei um pouco, mas não houve resposta. Ela devia estar dormindo. Dei um suspiro e larguei o celular. Colocando a calça do pijama, preparei-me para o Ritual. Senti meus olhos se encherem de lágrimas.

Por um breve momento, pensei que pudesse vencer.

Estava caminhando em direção à porta quando meu celular vibrou. Eu parei e o peguei.

Apague a luz e deite.

Franzi a testa.

Não consigo.

Só um pouco. Você pode fazer seu ritual depois. Por favor.

Hesitei, mas então apaguei a luz e subi na cama. Senti minha pele formigando e minha barriga doendo, mas seria só por um momento. Eu poderia consertar isso depois.

Tudo bem, estou na cama.

Ótimo. Se você levantar... me avise.

OK.

Puxei as cobertas. Comecei a tremer.

Você vai ficar bem.

Espero que sim.

Boa noite, Daniel Desajustado.

Dei uma risada. Ela tinha detestado tanto Daniel Desengonçado que criara um novo nome.

Boa noite, PsicoSara.

Deixei o celular ao meu lado e decidi que esperaria o quanto fosse capaz. Eu precisava tentar.

Li a mensagem novamente e sorri. Um pensamento me ocorreu.

Nós só éramos malucos quando achávamos que estávamos sozinhos. Mas então havia dois de nós, e éramos perfeitamente normais aos olhos um do outro. E para mim, no escuro do meu quarto, isso significava tudo.

Nota do Autor

O Daniel desta história é, de muitas formas, uma representação quase autobiográfica de mim mesmo naquela idade. Eu também podia passar até cinco horas toda noite tentando me aprontar para dormir. Também sofria de ataques de pânico, ansiedade e desrealização. Várias vezes por dia sentia como se estivesse morrendo, algo que mais tarde aprendi ser causado pela ansiedade e pelos ataques de pânico, e comecei a usar compulsões ritualizadas para tentar suportar o pavor. Até ter quase dezesseis anos não fazia ideia de com que estava lidando. Pensava que era defeituoso, que tinha sido amaldiçoado. Mantive isso em segredo de todos, até mesmo de meus pais. Eu me sentia sozinho.

O transtorno obsessivo-compulsivo (TOC) é um dos transtornos mentais mais comuns e menos compreendidos no mundo, atualmente. "Eu tenho TOC" se tornou uma frase popular para descrever pessoas que gostam de coisas organizadas e limpas. Mas TOC não se trata de gostar de coisas limpas ou de organizar suas meias. É uma batalha constante contra sua mente que pode afligir cada minuto de cada dia. Daniel, por exemplo, lutava para ignorar a vontade desesperadora de apagar e acender as luzes, contar e repetir suas ações. E para muitas pessoas, especialmente adolescentes, essa é uma batalha travada em absoluto segredo.

Essa é uma história comum entre pessoas que sofrem de TOC. Nós não queremos ser chamados de malucos. Não queremos ser excluídos. Guardei meu segredo até os vinte e muitos anos, quando finalmente procurei ajuda. A luta contra transtornos de ansiedade e depressão não é, e *não deveria ser*, uma luta solitária. Este livro conta uma história de esperança e aceitação. Meu desejo é que as pessoas que sofrem de transtornos mentais e o leiam percebam que existem muitas outras no mundo na mesma situação e, igualmente importante, que também querem ajudar. Meu TOC é um desafio com o qual preciso lidar todos os dias, mas escrevi este livro porque acredito que ele pode ser derrotado. Se você estiver lidando com um transtorno mental, não tenha vergonha de pedir ajuda. Lembre-se: você não está sozinho.

Se você tiver perguntas ou quiser buscar ajuda para si ou para alguém conhecido, fale com seu médico (que poderá lhe indicar um psiquiatra) ou visite o site da International OCD Foundation em iocdf.org (em inglês).

No Brasil, você pode consultar o site da Associação Solidária do TOC e Síndrome de Tourette (ASTOC ST) para mais informações em astocst.com.br.

Impressão e Acabamento:
GRÁFICA STAMPPA LTDA.